Curarse con los cítricos

© Editorial De Vecchi, S. A. 2018
© [2018] Confidential Concepts International Ltd., Ireland
Subsidiary company of Confidential Concepts Inc, USA
ISBN: 978-1-68325-777-6

Equipo de Ciencias Médicas DVE

CURARSE
CON LOS CÍTRICOS

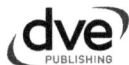

dve
PUBLISHING

Índice

CÓCTELES A BASE DE CÍTRICOS

Introducción

Quien imagine tener entre sus manos un libro radicalmente naturista, un exaltado cántico a las excelsas virtudes terapéuticas de la naranja, el limón y los restantes cítricos que tan pródigamente nos ofrece la naturaleza, va a sufrir una profunda decepción.

No pretendemos creer, con ese desaforado optimismo de los adeptos a la medicina natural, que sus zumos y pulpas son capaces de curar de forma radical cualquier enfermedad o molestia, desde la calvicie hasta los pies planos, y no caigamos en la exageración de considerarlos una panacea universal apta para el tratamiento de cuantos achaques afligen a la humanidad doliente. Pero no nos situemos tampoco en el extremo opuesto, considerándolos completamente inútiles o incluso contraproducentes en todos los casos. Todas las actitudes extremas suelen ser erróneas y, por regla general, la eficacia, la razón y la verdad se encuentran en un equilibrado término medio.

Durante siglos —mejor diríamos milenios— las plantas, ya fueran en su totalidad o en partes determinadas de ellas (hojas, flores, raíces, frutos), fueron las únicas armas con las que contaron los galenos en su arsenal médico para combatir cualquier tipo de enfermedad.

Luego, con el progreso, con el Siglo de las Luces, llegó la ciencia. En la asepsia de los laboratorios se han logrado aislar en elevado grado de pureza muchos principios activos de las plantas que, una vez conocida su fórmula, se han sintetizado. Con ello se ha pretendido relegar al olvido y al descrédito los productos naturales, los mal llamados «simples», que frecuentemente son de composición harto compleja.

Ya desde los inicios de este proceso, algunos espíritus inquietos y curiosos se plantearon la siguiente pregunta: las propiedades, los efectos de los principios activos aislados, aun administrados conjuntamente, ¿son los mismos que los que ha suministrado la planta nacida de la tierra, crecida al aire, bajo el sol y la lluvia, sometida a los efectos de los rayos lunares? La respuesta es un rotundo no.

¿Cómo podemos aceptar que un producto sintético posea idénticas cualidades y propiedades terapéuticas que el que ha nacido de la tierra? En la composición de las drogas simples —y ya hemos señalado que algunas son extraordinariamente complejas, como es el caso del opio, integrado por numerosos alcaloides— existen principios activos cuya presencia se nos escapa, y los efectos obtenidos con las preparaciones galénicas que representan la planta entera son diferentes a los de los principios activos aislados.

En capítulos sucesivos tendremos ocasión de ver la composición química de los agrios; sus porcentajes, las relaciones existentes entre ellos, su acción terapéutica, su riqueza en ácidos y vitaminas. Pero no se dude ni un momento en que por grandes que sean los progresos científicos, difícilmente el más sofisticado de los laboratorios podrá poner en nuestras manos ese fruto amarillo o dorado que nos ofrece el limonero o el naranjo. Tampoco las virtudes de las más sabias mezclas igualarán los efectos de sus zumos y sus pulpas. La razón es sencilla: carecen del elemento vital; esa vida que sólo puede otogarles la tierra, el sol, el aire que han permitido su crecimiento y desarrollo.

Como decían los antiguos médicos, todo cuanto nos ofrezca el laboratorio no deja de ser un *caput mortuum*, una cabeza muerta, limitado en su constitución y sus efectos: algo que sólo tiene apariencia de vida.

ALIMENTACIÓN Y SALUD

Alimentación sana

Como es habitual, en cuanto se roza un tema más o menos científico —y en la actualidad dietética hemos pasado a convertir nuestra alimentación basada en la idea de un exquisito arte culinario donde cabían todas las fantasías, en una ciencia rigurosa, bastante exigente y adusta— no todos los tratadistas están de acuerdo ni coinciden en qué consiste una alimentación sana y equilibrada.

Procurando mantener siempre un equilibrio y no caer en excesos de ningún género, deberá aceptarse como buena la opinión de la inmensa mayoría de dietólogos, que consideran que la supervivencia y la salud del ser humano requieren la ingestión diaria de un número determinado de calorías; calorías que se encuentran sujetas a variación de acuerdo con la edad, el sexo, la estatura, el tipo de trabajo, el medio ambiente y, en especial, la temperatura. Estas calorías las proporcionan tres tipos de sustancias, que son fundamentales: hidratos de carbono, proteínas o prótidos y grasas o lípidos, además de las imprescindibles vitaminas y sales minerales que, aun tratándose de cantidades mínimas, manifiestan su carencia con graves trastornos orgánicos.

Como ejemplo elemental pero muy clarificador, aunque científicamente no resulte exacto puesto que el organismo está capacitado para transformar unas sustancias en otras, podemos comparar nuestro cuerpo con un edificio que se debe levantar —infancia, adolescencia— y luego mantener en buen estado —juventud, madurez— ya que, como toda construcción, nuestro físico precisa para su desarrollo unos materiales y una mano de obra o energía.

La mano de obra, la energía, es proporcionada por los hidratos de carbono —pan, féculas, azúcares—; los materiales de construcción son las proteínas —carnes, pescados, aunque también existen en relativa abundancia en ciertos vegetales y en la actualidad se encuentra en estudio aumentar su porcentaje en ciertas hortalizas, especialmente el guisante—; como materiales de reserva pueden considerarse las grasas o lípidos, a los que puede acudirse en casos de necesidad o déficit.

Hidratos de carbono, proteínas y grasas son, junto con las sales minerales y las vitaminas, los factores imprescindibles para una alimentación sana y equilibrada cuando se ingieren en las cantidades adecuadas.

En realidad, una alimentación adecuada a la edad, el sexo, la actividad laboral y el medio ambiente donde se desarrolla la existencia de cada individuo, es una de las mejores garantías para la conservación de la salud.

Los medios de comunicación y, más concretamente, la televisión, popularizaron hace algún tiempo la frase que titulaba un programa de carácter médico: *Más vale prevenir...* Y el lugar más indicado para evitar trastornos en nuestra salud, para prevenir numerosas enfermedades es, precisamente, el fogón. La cocina es uno de los más eficaces colaboradores en la no aparición de dolencias y achaques.

No compartimos, en absoluto, el entusiasmo de algunos hacia un yantar exclusivamente crudívoro, ni consideramos que esta sea la forma más indicada para la alimentación del ser humano. Sin embargo, es obvio que los vegetales crudos intercalados entre otros platos —una ensalada del tiempo, por ejemplo— constituyen una rica fuente de vitaminas y sales minerales. Escasas calorías, ligera sensación de saciedad que evita otros excesos —los alimentos crudos suelen ser de digestión algo más lenta—, grata sensación de frescura en los calurosos días estivales son algunas de sus muchas virtudes. Escarola, lechuga, tomate, rábanos, pepinos, pimientos son ricas fuentes de vitaminas y sales minerales. Y si no les preocupa el olor que desprende el aliento tras la ingestión del ajo y la cebolla, no prescindan de ellos; se dice que son el secreto de la buena salud... aunque lo verdaderamente difícil es mantener su ingestión en secreto.

Todas las vitaminas y sales minerales que nos proporcionan estos productos de la huerta son mucho más efectivas que las que podamos adquirir en un bonito envase en la farmacia: las han creado la tierra, el sol, la luna, las fuerzas naturales..., algo que no posee el más ultramoderno y perfecto de los laboratorios, capaces únicamente de la obtención de sucedáneos artificiales.

Los frutos, esos magníficos frutos que nos ofrecen muchas plantas y que gracias al cultivo del hombre que, además de cocinar, aprendió a cavar la tierra, plantar, abonar, podar e injertar, mejorando sus cualidades para convertirlos en exquisitos bocados cuando están en sazón, cosa que muy raramente podemos conseguir en el mercado, también son objeto de controversia por parte de los expertos en dietología. No en su modo de empleo ni en los beneficios de su ingestión —que nadie discute—, sino en el momento en que deben ser comidos.

Los manuales de urbanidad que florecieron en épocas pasadas establecían que lo verdaderamente elegante era servir la fruta después de los postres dulces, se sobreentiende. «Si se ve la calidad de un invitado... se le da la fruta antes que el postre; si es una persona civilizada, al revés». La frase, del marqués de Desio, presidente de la Academia de Gastrónomos, la transcribe María del Carmen Soler, en su libro *Banquetes de Amor y de Muerte*, editado por Tusquets.

Realmente, es tradicional entre la clase media comer fruta como único postre, exceptuando el rosco o el brazo de gitano reservado a los domingos y fiestas.

Lo hemos hecho siempre, supongo que desde varias generaciones, hasta que los especialistas en nutrición han lanzado la consigna de que este hábito ancestral es sumamente pernicioso y que la fruta ha de ser ingerida a bastantes horas de distancia de las comidas, ya sea en ayunas, a media mañana o a media tarde.

Es posible que les asistan todas las razones del mundo, pero ¿quién es capaz de cambiar de golpe una costumbre que se remonta a nuestra infancia y cuya supresión era considerada como un castigo o una represalia contra nuestras travesuras? «Te quedarás sin postre» era la maternal amenaza contra nuestros desmanes.

Es de considerar que una alimentación sana y equilibrada es la que aporta a nuestro organismo hidratos de carbono, proteínas, grasas, vitaminas y sales minerales en las cantidades suficientes y necesarias para su normal funcionamiento. Uno de los factores importantes es la perfecta masticación de los alimentos, ya que en ella tiene su inicio la digestión. Una prueba fehaciente de este hecho que se encuentra al alcance de todos —por lo menos, de todos los que tengan suficiente paciencia— es la prolongada masticación de un pedacito de pan; al cabo de algún tiempo, ciertamente bastante prolongado, el bocado adquiere sabor dulce. Esto es debido a que la complicada molécula de almidón del trigo se ha escindido en otras más sencillas de azúcares, prueba de que la digestión ha comenzado.

También es sumamente conveniente rechazar sin contemplaciones cuanto no nos atraiga, ya que el estómago es veleidoso y sólo pone en funcionamiento sus jugos gástricos y procura una perfecta asimilación cuando el cerebro, excitado por los sentidos, especialmente la vista y el olfato, dice que sí, da su aprobación ante un plato. Salvo en casos de absoluta e imprescindible necesidad —en ocasiones la vida social tiene exigencias antinaturales y absurdas—, jamás tomaremos un alimento que, por la razón que sea, nos repele; la buena educación puede manifestarse mediante un muy cortés «no tengo apetito» o «estoy a régimen».

Salvo casos de manifiesta obesidad —tanto o más peligrosa que una delgadez excesiva—, no es preciso adoptar medidas draconianas en la ingestión de alimentos. Evitar los excesos, prescindir de los alcoholes de alta graduación, intentar beber bastante agua y hacer todo el ejercicio posible —las caminatas son uno de los ejercicios más convenientes—, especialmente si se está obligado a llevar una vida sedentaria, constituyen pautas razonables para mantener un buen tono físico general.

Una alimentación sana y equilibrada es una de las mejores garantías para mantener la salud en perfecto estado.

Enfermedad
y alimentación

Ya hemos dicho que la enfermedad, cualquiera que sea esta y bajo el aspecto que se presente, sólo puede considerarse desde un prisma negativo, como una anormalidad fisiológica. Únicamente podemos expresar su concepto como una carencia, falta de salud, o como un trastorno que afecta el buen funcionamiento de un órgano o sistema.

Toda enfermedad, toda anomalía que repercuta sobre nuestra integridad física, sobre sus funciones o, simplemente, ocasione un malestar, requiere el correspondiente tratamiento. Y, lógicamente, el establecimiento de esta terapéutica corresponde exclusivamente al médico.

La influencia del estado de nutrición ha ido adquiriendo mayor importancia en las últimas décadas y, si en principio se limitó a las enfermedades del aparato digestivo y a los trastornos del metabolismo, cada vez se le atribuye más una marcada influencia en la evolución de otros muchos estados patológicos.

No se puede negar que este factor tiene una destacada influencia —favorable o perniciosa— en la evolución de la dolencia de un enfermo. No se trata, por supuesto, de un factor único y decisivo, pero sí muy importante, puesto que ya sabemos que el alimento, en sus distintas facetas, es el constructor y mantenedor del organismo en todas las edades y situaciones, en la salud y en la enfermedad.

En este último caso, la generalización resulta sumamente difícil ya que, por mucho que pretendamos extendernos y sistematizar, no resulta posible en unas pocas páginas establecer la dieta en las múltiples enfermedades que pueden atacar a un individuo.

Las enfermedades pueden ser crónicas o agudas, ligeras o graves, susceptibles de un tratamiento específico o limitado a lo puramente sintomático, febriles o apiréticas, producidas por agentes externos (microbianos o víricos) o idiopáticas, en las que muchas veces la herencia juega un papel preponderante; unas tienen un largo periodo de latencia durante el cual el afectado no experimenta la menor molestia, otras van insinuándose con una agravación progresiva de la sintomatología, algunas aparecen de forma fulminante. Imposible, por lo tanto, establecer de forma razonable el tipo de alimentación ante la enfermedad.

Como siempre ocurre en cualquier campo científico —y puede asegurarse que el médico terapéutico no es una excepción—, existen las más diversas teorías, muchas veces contrapuestas, cada una de las cuales goza de sus encarnizados detractores y sus defensores a ultranza. Es lamentable tener que reconocer que en el terreno de la terapia existen modas; recordemos la pasión por la extirpación del apéndice, seguida por la furia destructora de las amígdalas —ambas parecen haber remitido— y el auge actual por las cesáreas, que hacen pensar en que las mujeres ya son incapaces de parir de modo natural. Ciñéndonos al capítulo dietético diremos que, en ambos sentidos, tanto en la hiper como en la hipoalimentación de los pacientes se ha llegado a extremos que hoy no solamente nos causan asombro, sino que nos ponen los pelos de punta.

En tiempos no excesivamente lejanos existía entre la clase médica un extendido y riguroso criterio: cuando se daba una enfermedad de curso febril, el enfermo, ya de por sí inapetente, era sometido a una rigurosísima dieta hídrica. Era indiferente que la elevación térmica se debiera a unas viruelas, un tifus, una gripe o una infección posparto. El enfermo no debía ingerir ningún tipo de alimento mientras persistiera la elevación térmica.

Alguien dijo —y, por cierto, se trata de un médico famoso del que ahora no consigo recordar el nombre— que esa drástica dieta a la que era sometido el paciente (aun en el supuesto de que no se sumaran a ella las copiosas sangrías, tan en boga en los siglos anteriores) era responsable de muchas más defunciones que los propios agentes patógenos, que no precisaban luchar pues un organismo ya tan debilitado resultaba incapaz de ofrecer la menor resistencia.

Al exponer este criterio no pretendemos echar por tierra los beneficios que en determinados casos y ante cierto tipo de trastornos puede ofrecer la dieta. Pero siempre ha de ser una dieta ponderada y que guarde un justo equilibrio entre todos los principios que precisa el organismo: hidratos de carbono, proteínas, grasas, vitaminas y sales minerales.

La experiencia clínica ha demostrado que coincidiendo con ciertos regímenes alimenticios muy alejados de los que, teóricamente, son capaces de mejorar el estado de nutrición, han desaparecido las manifestaciones morbosas, unas veces de forma total y en otras disminuyendo de forma sensible. Las explicaciones que se han intentado dar son en algunos casos difíciles de aceptar: algunas dietas carentes de sal han mejorado casos de epilepsia; cantidades mínimas de proteínas (1/8 de huevo duro al día) han sanado tuberculosis pulmonares y se ha llegado a hablar de la curación de un tumor canceroso mediante un régimen de hambre en el que el alimento más sustancioso fueron las pieles crudas de patata.

La opinión actualmente más generalizada es que un buen estado de nutrición es primordial para la evolución favorable de muchas enfermedades. Pero observemos que un buen estado de nutrición no es equivalente ni corresponde a la idea de una superabundancia de grasas.

Buen estado de nutrición significa que los protoplasmas celulares disponen de todos los principios necesarios para su perfecto funcionamiento, sin un exceso ni un déficit acusados.

Cualquier enfermedad de cierta importancia y duración perturba el estado de nutrición del afectado. El objetivo que persigue la terapéutica alimenticia es, como factor primordial, intensificar la resistencia orgánica, mejorar o eliminar determinados trastornos relacionados o condicionados por errores dietéticos y, por último, alterar el estado de nutrición, en ocasiones en sentido desfavorable de acuerdo con la opinión común, pero capaz de dificultar la aparición de algunas anomalías o manifestaciones de la enfermedad.

En la alimentación de un enfermo es muy importante recordar que tan perjudicial resulta una hipoalimentación, que deja al paciente muy bajo de defensas naturales, como una hiperalimentación que somete al organismo a un trabajo exhaustivo para su asimilación; trabajo que, en aquellos momentos, representa un esfuerzo para el que no se encuentra capacitado.

Si la ingestión de alimentos desciende bajo el nivel mínimo necesario, aparecen trastornos inmediatos, como son la pérdida de peso, la debilidad muscular, la disminución de la capacidad funcional de los órganos internos. Todos hemos oído ese popular y conocido «si no comes se te hará el estómago pequeño»; tal vez científicamente sea inexacto, pero es real en cuanto a la disminución de la funcionalidad digestiva.

De todas formas, es interesante reconocer y aceptar que la disminución total o parcial de la alimentación durante un tiempo muy breve, en ciertas circunstancias y llevada a cabo sobre un sujeto en buen estado de nutrición y provisto de suficientes reservas, puede resultar muy beneficiosa (Determan, *Terapéutica práctica*); en cambio, una hipoalimentación prolongada agota las resistencias orgánicas, acentuándose así los estados patológicos cuanto más precario era el estado anterior del individuo.

«Esto es completamente desconocido para los pacientes y, lo que es peor, parece serlo para muchos médicos, que oponen una resistencia obstinada a la ejecución de una de las llamadas curas de hambre, vigilada y de breves días de duración, mientras prescriben con la mayor desenvoltura un régimen total o parcialmente insuficiente para ser mantenido durante semanas y aun meses, dando lugar en ocasiones a la aparición de auténticas *caquexias yatrogénicas* (estados de debilidad suma, originados por una terapia errónea)» (*Terapéutica alimenticia.* Publicaciones del Departamento Científico de los Laboratorios Max F. Berlowitz).

Estas líneas, publicadas hace más de cincuenta años, no han perdido vigencia. Por el contrario, diríamos que el problema se ha agudizado a causa de la obsesión de al-

gunas damas por mantener la línea y que, con la compli-
cidad de algunos desaprensivos pseudodietólogos, han
seguido durante largas temporadas regímenes de hambre
que las han llevado a casos límite, es decir, a la muerte.

Los trastornos de la hipoalimentación pueden presentar dos aspectos: cuantitativo y cualitativo.

En el primer caso, y dado que el organismo humano
precisa para su normal funcionamiento una cantidad de
principios activos, su déficit conduce al ya citado estado
de debilidad generalizada; cuando la hipoalimentación
es cualitativa, es decir, se halla privada de determinados
elementos, se producen las enfermedades por carencia
—especialmente en el caso de vitaminas y sales minerales— que pueden traducirse en dolencias como la pelagra, el beriberi, el escorbuto, la osteoporosis, los ede-
mas, etc.

En resumen, es importante procurar el mantenimien-
to de una dieta en la que los distintos alimentos se en-
cuentren en proporción armónica, aunque en muchos
casos resulte indispensable la disminución de determinados tipos: proteínas en las afecciones renales, hidratos de
carbono en la diabetes, grasas en las hepatopatías, especialmente en la ictericia. Pero obsérvese que hablamos
de una disminución, no de una eliminación total, que en
ningún caso puede ser aceptable, más que en brevísimos
periodos de tiempo.

Repetimos que no es fácil —sea cual sea la enfermedad— establecer cuál ha de ser la dieta más idónea para
el paciente.

Siguiendo la opinión de expertos dietólogos que han
dedicado durante muchos años sus esfuerzos al estudio
de esta rama de la terapéutica, diremos que en toda dolencia resulta imprescindible que se cubran las necesida-

des nutritivas del organismo. Pero el valor nutritivo de una dieta no se puede juzgar nunca de forma unilateral y exige unas condiciones que no pueden ser pasadas por alto.

De acuerdo con lo establecido por eminentes especialistas en dietética, las normas a que debe atenerse la alimentación deben responder a las siguientes condiciones:

— capacidad para el suministro de energía;
— equilibrado contenido de proteínas;
— equilibrada proporción entre hidratos de carbono y grasas;
— valor vitamínico;
— cantidades adecuadas de minerales y agua;
— grato sabor y fácil digestibilidad.

Una vez más nos encontramos ante el hecho ineludible de la necesidad de personalizar la dieta, ya que esta va asociada a la idiosincrasia del enfermo.

No vamos a referirnos a las necesidades diarias de hidratos de carbono, proteínas y grasas —existen numerosas publicaciones aclaratorias sobre este tema—, pero sí vamos a ocuparnos ampliamente tanto de la riqueza vitamínica, en agua y sales minerales, como del sabor de los cítricos, que son el objetivo principal de las páginas siguientes.

Las vitaminas

Una dieta normal y equilibrada es más que suficiente, en la inmensa mayoría de los casos, para proporcionar a nuestro organismo todas las vitaminas necesarias.

Cualquier médico mantiene este criterio y conoce sobradamente esta realidad pero, en ocasiones, ante la insistencia del paciente en «hipervitaminizarse» se ve obligado a extender una receta, absolutamente innecesaria y, a veces, incluso contraproducente.

El nombre de *vitaminas*, cuyo significado sería el de *aminas vitales*, acuñado con la mejor buena fe por Casimiro Funk —aunque más tarde el descubrimiento de nuevas vitaminas demostró que responden a fórmulas químicas totalmente distintas—, ha hecho que infinidad de personas vean en ellas una panacea, el milagro sanador de toda dolencia, sin tener en cuenta que ese canto a las vitaminas lanzado por algunas escuelas médicas puede ser tanto o más perjudicial y mucho más difícil de tratar que una hipovitaminosis.

Todos, absolutamente todos los productos farmacológicos o biológicos eficaces, tienen un común denominador que no puede pasarse por alto: su nocividad, el peligro que representan las dosis excesivas.

Uno de los principios fundamentales de la bromatología, o ciencia de la alimentación, establece: «No existe una diferencia fundamental entre medicamento, alimento y veneno». Se trata, simplemente, de su correspondiente dosificación. Y, en efecto, aunque el principio así enunciado nos parezca absurdo, se aclara mediante un ejemplo muy sencillo: el pan, ese pan nuestro de cada día imprescindible en nuestras mesas, es evidente que puede ser un alimento en circunstancias habituales, un medicamento en caso de desnutrición o hambre y también se convierte en un veneno según la cantidad ingerida: no es fácil que nadie soporte sin gravísimos trastornos el comerse diez o doce kilos de hogazas acabadas de salir del horno.

Tengamos en cuenta que si a las vitaminas les negamos esta posibilidad de acción tóxica, deberemos restar importancia a su acción farmacológica y las convertiremos en lo que no son bajo ningún concepto: en sustancias inertes.

De acuerdo con los criterios científicos más modernos, los tratamientos vitamínicos son aconsejables en determinados casos:

Alimentación insuficiente, ya sea por descuido, auténtica indigencia, desnutrición de algunos ancianos que, imposibilitados para la masticación, van renunciando paulatinamente a la comida, y en algunos casos de alcoholismo crónico, que provoca también una desnutrición crónica, ya que el sujeto sustituye la comida por la bebida.

Alteraciones de la absorción, que aparece en algunas enfermedades biliares crónicas en que no son asimiladas las vitaminas liposolubles A y D.

El peligro de una hipovitaminosis en una alimentación normal es tan remoto como el de la hipervitaminosis; no sucede lo propio con una hipervitaminosis yatrogénica, que puede tener consecuencias más o menos graves: desde diarreas ocasionadas por una excesiva aportación de vitamina C, hasta lesiones neurológicas irreversibles y, en algunos casos —concretamente con una hiperdosificación de vitamina A—, pérdidas de peso y de apetito, descamación de la piel, hepatomegalia (crecimiento excesivo del hígado) y, en mujeres gestantes, repercusiones teratológicas en el feto que pueden llegar a la monstruosidad.

Un exceso de vitamina D se manifiesta con síntomas de hipercalcemia (fatiga, debilidad, laxitud, cefaleas, vómitos y diarrea) y, en caso de ser administrada a la mujer gestante, puede provocar en el feto depósitos de calcio y estenosis aórtica (estrechez de la arteria aorta), con los consiguientes trastornos en el funcionamiento cardiaco.

Si a raíz de su descubrimiento y su incorporación a la terapéutica las vitaminas despertaron un fervoroso entusiasmo, tan compartido por el vulgo como por algunos profesionales de la medicina, estudios posteriores han demostrado su inutilidad y peligrosidad en muchos casos.

Hoy se ha llegado a demostrar la nula eficacia de las vitaminas del complejo B en las enfermedades reumáticas, cuando hace algunos años se creía en su extraordinaria eficacia.

En cuanto a la vitamina C, tan loada en otras épocas, de la que se llegó a decir que actuaba «como el aceite en los motores», acudiendo donde era necesaria y eliminando cualquier exceso, y se consideraba como remedio soberano para la prevención y curación de enfriamientos, ensayos clínicos rigurosamente controlados han demostrado su ineficacia en este aspecto y la medicina actual ha vuelto al tratamiento puramente sintomático, al alivio de las molestias empleando analgésicos-antitérmicos y remedios caseros. Se ha vuelto a la curiosa y sensata observación de los viejos campesinos alemanes: «Un enfriamiento, bien cuidado, dura una semana; sin tratamiento se prolonga ocho días». Y la vitamina C, como tal vitamina, sólo tiene una efectividad terapéutica en el tratamiento de una enfermedad hoy muy poco frecuente en los países que llamamos civilizados: la prevención y curación del escorbuto.

Es muy posible que las líneas anteriores causen desazón en el lector y le hagan pensar que intentamos desprestigiar las vitaminas. Nada más lejos de nuestro pensamiento e intención: las vitaminas son elementos importantísimos, imprescindibles para la conservación de nuestra salud y nuestra vida, pero en su estado natural, creadas por las fuerzas vitalizantes de la tierra y los mares, y no en la frialdad aséptica de un laboratorio manejando sustancias inertes que jamás poseerán esa cualidad, ese soplo divino, que es la vida vegetal o animal.

No es lo mismo comer una naranja o un limón —que contienen gran cantidad de principios distintos y todos útiles para nuestra economía— que atiborrarse solamente de vitamina C, que jamás producirá igual efecto.

Y lo mismo podemos decir de todas y cada una de las vitaminas que se han ido descubriendo y que la humanidad ha ingerido desde sus orígenes, desconociéndolas, pero beneficiándose de sus efectos.

Los minerales

Los minerales, también imprescindibles para nuestra economía dado que forman gran parte de nuestro organismo, nos son proporcionados, en el límite de las necesidades diarias, por una alimentación sana y equilibrada.

El cuerpo humano contiene una serie de sustancias minerales —algunos autores indican que, aunque sea en cantidades infinitesimales, se hallan presentes en él todas cuantas existen en la naturaleza—, algunas en elevada cantidad como el sodio, el cloro, el calcio, el fósforo, a los que sigue en menos proporción el hierro, y en cantidades mínimas el yodo, el bromo, el arsénico, el flúor, el potasio, el magnesio, el zinc, el silicio, etc.

Hace ya varios años surgió la preocupación por una submineralización alimenticia. Pero, aparte del bocio endémico en algunas regiones de Europa y América —generalmente en lugares de alta montaña—, que se asocia a la carencia de yodo, no se conocen otras enfermedades que puedan situarse en este apartado.

Como minerales dietéticamente importantes merece una mención especial el hierro. A su escasez en la dieta se le ha atribuido un importantísimo papel en la génesis de las anemias, enfermedad muy frecuente entre las delicadas damiselas de finales del siglo XIX y principios del XX. En realidad, su acción se limita a efectos beneficiosos en las anemias ferropénicas y, con frecuencia, resultaba totalmente inútil la «hipersiderización» a la que eran sometidas las cloróticas doncellas (la disminución de la cantidad de hemoglobina parece ser debida a alteraciones ováricas), ya que incluso se preparaban «sifones ferruginosos». Como quiera que esta dolencia se atribuía —tal vez muy razonablemente— a una severa represión del instinto sexual, los humoristas llegaron a comentar «esta chica necesita mucho hierro... no en píldoras: ¡en cerrojos!».

La ingesta de hierro dietético, es decir, la que proporciona una alimentación normal, está en el límite de las necesidades diarias para las adolescentes y para las mujeres, mientras que puede ser insuficiente para el lactante o la mujer gestante.

Téngase en cuenta que, en contra de lo que aseguran ciertas publicidades, la tolerancia gastrointestinal de todos los preparados de hierro se encuentra principalmente en función de la cantidad de hierro elemental soluble y no depende de la sal ferrosa administrada. Las sales férricas prácticamente no se absorben.

El calcio, hasta fechas relativamente recientes administrado en dosis masivas a las mujeres gestantes, se ha dejado de utilizar a raíz de la opinión que tiende a evitar una excesiva osificación del feto, que dificulta el parto. La ingesta dietética de calcio —leche y sus derivados—

parece resultar útil en pacientes con osteoporosis posmenopáusica.

Hace pocos años resurgió con verdadero ímpetu (a decir verdad, más por automedicación que por prescripción facultativa) la terapéutica a base de sales de magnesio; según la opinión popular era un «curalotodo» de lo más eficaz. En realidad, el hidróxido de magnesio es útil como antiácido y como laxante, pero cualquier producto magnesiado puede producir en sobredosis cuadros de hipermagnesemia en pacientes con insuficiencia renal. «Las sales de magnesio y, especialmente, los suplementos carecen de toda otra indicación de la que hemos señalado, pese a la moda en este sentido» (*Índex farmacològic 1987*. Acadèmia de Ciències Mèdiques de Catalunya i Balears).

El fósforo parece administrado de forma suficiente en toda dieta normal, por lo que puede considerarse innecesaria toda aportación adicional. Mucho se habló en épocas pasadas de los peligros de la fosfaturia, o pérdida de fosfatos por la orina. Estudios recientes han permitido establecer que su aparición observable sólo se debe a un cambio primitivo en la alcalinidad urinaria, que hace precipitar rápidamente los fosfatos eliminados de forma fisiológica y normal.

Una errónea educación sexual causó estragos en muchas mentes juveniles que atribuían estas pérdidas —que en realidad no son tales— a la inevitable masturbación de los adolescentes, originando auténticas neurastenias ante el temor de verse atacado por el «reblandecimiento de la médula espinal», la impotencia, y llevando tras el telón de fondo la imagen de la muerte.

En resumen, una dieta equilibrada, una alimentación normal, no precisa más que en casos muy concretos y determinados —el hierro en algunos embarazos, el calcio en caso de desaprovechamiento anormal— la adición de sustancias minerales, así como tampoco requiere un suplemento vitamínico. Estos elementos son aportados, con esplendidez, por los productos naturales que habitualmente empleamos en la alimentación.

Prefiramos tomar unos y otros directamente de las plantas y de los animales: la naturaleza es pródiga en ellos y su generosidad basta para nuestras necesidades. No caigamos en el error, tan frecuente, que hace que el remedio sea peor que la enfermedad.

El agua

Nuestro organismo contiene cantidades de agua que, a primera vista, nos parecen exorbitantes, ya que vienen a representar dos tercios de su peso total. Es decir: en un adulto de 70 kg de peso, aproximadamente 46 kg corresponden al agua. Pese a ello, es la sustancia de la que disponemos en menor cantidad como material de reserva. La mayor parte se encuentra integrada, constituyendo los tejidos, y tan íntimamente ligada a otros materiales que da lugar a la llamada *agua de constitución*, de la que nuestro metabolismo no puede disponer. En cuanto se agotan las escasísimas reservas que poseemos, se producen trastornos muchísimo más graves —y más rápidos— que los que puede provocar el hambre y la desnutrición.

Hemos de procurar ingresar en nuestro organismo aproximadamente dos litros de agua diarios. Naturalmente no es imprescindible que esta cantidad se ingiera en la bebida, dado que los alimentos, especialmente los vegetales, suelen contenerla en elevada proporción.

Su necesidad nos la indica el más puntual y correcto de los avisadores: la sensación de sed. Cierto es que este proceso no puede manifestarlo un enfermo en estado de coma; pero existen otros indicios claros de deshidratación: la sequedad de la boca, el aspecto de la lengua, la escasa turgencia de la piel, las secreciones salivales y sudorales y, especialmente en la infancia, el hundimiento de la prominencia del pubis; todos ellos son indicios preciosos y de valor extraordinario dada la peligrosidad del proceso, muchas veces letal. Vigilemos cuidadosamente que un enfermo no sufra jamás sed. El criterio de los especialistas es que en este caso es siempre preferible un exceso a un defecto.

Un enfermo con fiebre raramente rechaza un líquido; y en estos casos se hallan muy indicadas las preparaciones de los cítricos de las que nos ocuparemos a continuación y que tienen, en gran número de casos, otros efectos terapéuticos no menos beneficiosos que la simple hidratación.

Los defensores de la hidroterapia —que son muy numerosos y cuyos métodos curativos responden a la indiscutiblemente acertada condición de *primum non nocere*— aseguran que un vaso de agua bebido en ayunas tiene un destacado poder para la eliminación de toxinas, aumentando la secreción urinaria y sudoral. Y lo consideran un magnífico —y económico— conservador de la juventud y la belleza.

El buen gusto y la digestibilidad

Ya nos hemos referido a la bromatología como ciencia, a la que algunos consideran como el «arte de preparar los alimentos». En realidad, no es tan fácil separarla de ese otro arte que es la gastronomía ya que, en el fondo, ambas tienden a satisfacer el paladar y el estómago.

Hay que aclarar, no obstante, que la bromatología se ocupa de la forma en que han de prepararse los alimentos para mantener al máximo nivel sus principios nutritivos y aclarar algunos temas de los que no se ocupa la gastronomía, su hermana más frívola, que sólo tiende a procurar en cada plato la máxima exquisitez y placer de los sentidos. A pesar de todo, no dejan de estar emparentadas y tener muchos puntos en común, puesto que una de las facetas de la bromatología es la capacidad de despertar el apetito, sin el cual no existe ni una buena digestión ni una buena asimilación.

Esta función destinada a abrir el apetito —cuya inexistencia constituye un verdadero problema para el enfermo y los que lo rodean—, en muchas ocasiones se halla más favorecida por motivos psíquicos que orgánicos.

Todo el que haya estado ingresado en un centro hospitalario sabe que, indefectiblemente, se produce una pérdida de apetito. Puede deberse a la monotonía de los menús, a la calidad del alimento, a la diferencia del horario habitual, al ambiente por lo general deprimente o a cualquier otra causa, pero lo cierto es que son pocos los enfermos que sienten apetencia hacia la comida que les ofrecen en el centro.

Lo más probable es que, en cuanto le den el alta y vuelva a su casa, y se reintegre a su mundo acostumbrado, su apetito se abra como por ensalmo y desaparezca la inapetencia del tiempo de hospitalización. La convalecencia se apresura, y el buen gusto y la digestibilidad

—factores puramente subjetivos en la mayoría de los casos— coadyuvan a la rápida recuperación.

No es un aspecto secundario de la terapia y es preciso prestarle la máxima atención.

Un detalle que deberemos tener en cuenta cuando se trate de un enfermo o un convaleciente es que los dietólogos no están en absoluto de acuerdo con nuestra forma nacional de comer. Especialmente en casos de alteración de la salud, no resultan convenientes las tres comidas, de desigual importancia, que solemos hacer: un ligero desayuno al levantarnos, una comida importante al mediodía y una cena, más o menos copiosa, de acuerdo con los hábitos familiares, aunque en este último aspecto también ha ejercido una marcada influencia la televisión, ya que son muchos los que prefieren un bocadillo masticado ante su pantalla con tal de no perderse el programa favorito.

Se aconseja que el enfermo coma con más frecuencia y en menor cantidad: cinco comidas repartidas a lo largo del día, que no carguen de excesivo trabajo al estómago y en ninguna de las cuales se administrará más de un tercio de sus necesidades nutritivas totales.

Es importante aclarar un error bastante frecuente: la sensación de saciedad, de plenitud del estómago, no está relacionada con el contenido en calorías de un alimento, o sea con su valor nutritivo. Esta sensación de saciedad —llamada por los especialistas *valor de saturación*— depende del tiempo de permanencia en el estómago y la cantidad de jugo gástrico que ha producido su ingestión. El mayor poder de saturación corresponde a la manteca y los alimentos preparados con ella; menor es el del jamón, la carne, los huevos y los vegetales.

El éxito de una dieta consiste en suministrar al enfermo la cantidad de calorías precisas para cubrir sus necesidades, preparando ante todo comidas que le resulten atractivas; porque también dentro de la más estricta y rigurosa dietética puede lograrse una cuidada y deliciosa alimentación.

Cítricos y salud

Los cítricos

Se diría que hasta ahora hemos estado ocupados en temas tan amplios y de tanta trascendencia, como son la alimentación sana y equilibrada y las enfermedades, que hemos olvidado el tema principal de este libro, que es el estudio de los cítricos y de sus propiedades alimenticias y terapéuticas.

Las escasas referencias que hemos hecho a estas frutas apenas han rozado ligeramente la cuestión. Nos justificaremos diciendo que hemos considerado imprescindible establecer los riesgos que para un organismo —sano o enfermo— entraña la hipervitaminización o supermineralización, ya que el exceso de vitaminas resulta antinatural en cualquier caso.

La gente sabe mucho, o cree saberlo, de los trastornos que provoca una hipovitaminosis o una avitaminosis, pero la mayoría desconoce los efectos que puede producir una sobrecarga de vitaminas o minerales. Nunca piensan en ello las amantes madres que acuden al médico en reclamo de vitaminas o minerales «para este niño que no come», o los adultos que se sienten agotados y débiles. Lo más probable es que ese niño desganado se atiborre diariamente de chocolate, galletas, caramelos y helados, y que el adulto lleve una vida sedentaria, físicamente inactiva: puede que el mayor esfuerzo físico que realice consista en conducir hasta el lugar de trabajo el coche que tiene aparcado en la puerta de su casa.

Si hablamos en términos botánicos, los cítricos o agrios pertenecen a la familia de las Rutáceas, una amplísima familia que comprende más de 1.600 especies las cuales, aunque presentan una serie de características comunes, lógicamente constituyen una gran variedad. En ella encontramos desde matas y arbustos hasta árboles, es decir, desde plantas que miden de dos o tres palmos hasta árboles de prestancia y relativa corpulencia, sin que ninguno llegue a la majestuosidad de otros representantes del reino vegetal.

Una de las características comunes a todas las especies de la familia de las Rutáceas es la de contar con una gran riqueza de esencias, que se encuentran en la corteza del tallo, en la hojas, en las flores y en los frutos; muchas poseen glucósidos, alcaloides, vitaminas y sustancias amargas, lo que las hace especialmente interesantes para la medicina.

Los cítricos, un género perteneciente a la familia, cuyos frutos empleamos en la alimentación y en la obtención de distintos fármacos, son arbustos o árboles de talla mediana y de hoja perenne.

El segoviano Laguna, el inefable comentarista de Dioscórides, en su arcaico y bello castellano nos indica que una de las peculiaridades de estas plantas es la de tener hojas que «ansí en invierno como en verano están verdes y horadadas por subtilísimos agujeros». Agujeros que, en realidad, son bolsitas contenedoras de esencias en las que se aprecia una transparencia que causa tal impresión a la vista.

Las flores tienen cáliz y corola, con cinco pétalos y numerosos estambres; suelen ser hermafroditas, aunque en algunos casos aparecen unisexuadas.

Los frutos son carnosos e indehiscentes (el pericarpio no se abre de forma natural para que salga la semilla); están formados por distintas cavidades llamadas *gajos*, que en el caso del naranjo o del limón llegan a ocho o diez. El sabor de estos frutos varía desde el amargo de la naranja, precisamente llamada *amarga*, al agrio del limón y del pomelo, el dulzón algo insípido de la lima y el francamente sabroso y dulce de la variedad de naranjo conocida como *sinensis*.

Todos los cítricos necesitan para su crecimiento, su desarrollo y una buena fructificación un clima templado y sin cambios bruscos de temperatura, cosa que resulta muy comprensible si se tiene en cuenta que, en general, tuvieron su origen en el sudeste asiático.

En nuestras latitudes y, pese a constituir una de nuestras mayores riquezas y explotaciones en toda la zona levantina de la Península y parte de Andalucía, no existen especies autóctonas.

Es curioso que, dada su extraordinaria abundancia —especialmente en la comunidad valenciana, donde se concentra la mayor producción—, el doctor Pius Font y Quer, nuestra máxima autoridad botánica, no cite la presencia de ningún cítrico, no ya en estado silvestre sino ni siquiera como planta *barragana*, es decir, huida de los cultivos y desarrollada por sus propios medios.

Los cítricos más importantes y que gozan de mayor cultivo en nuestro país son, en este orden, la naranja, el limón, la lima, la mandarina, el pomelo y, en último lugar, el cidro.

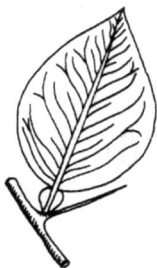

Naranjo dulce *(Citrus sinensis)*   Naranjo agrio *(Citrus aurantium)*

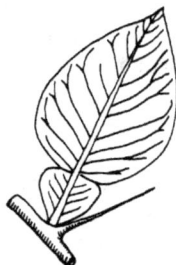

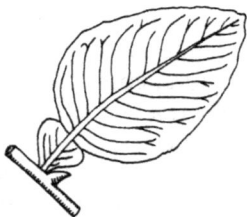

Pomelo *(Citrus paradisi)*   Mandarino *(Citrus nobilis)*

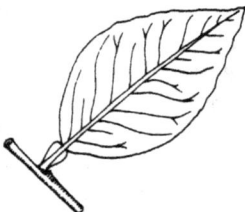

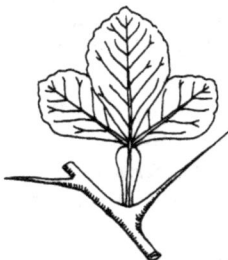

Ponciro (trifoliata)   Limonero *(Citrus limonum)*

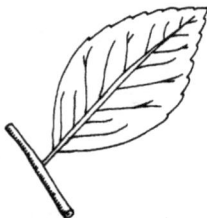

Diversos tipos de hojas de las principales especies de agrios

Cidro o cidrero (*Citrus medica*)

Pese a su menor importancia en el cultivo de los agrios, el cidro ocupa un lugar destacado en la descripción de los cítricos por razones de veteranía y cultivo en nuestro continente.

De este árbol y sus frutos ya nos hablaba con entusiasmo Dioscórides, que nos lo presenta como el productor de la «manzana médica». Y pese al reconocimiento de sus virtudes terapéuticas, el término *médica* no se refiere a sus propiedades medicinales, sino al hecho de haber sido conocido por primera vez en Media o Persia. «Sus frutos, redondeados y carnosos, llamados *cedromelas* y en latín *citria*, son de todos conocidos. El árbol que los produce todo el año está cargado de fruto, porque cayéndose uno empieza a salir el otro. La manzana de aqueste árbol es luenga, crespa. De color de oro y gravemente olorosa. Su simiente (la cual es como la de la pera) bebida con vino resiste contra el veneno y relaja el vientre. Así el cocimiento como el zumo del fruto se suele tener en la boca para hacer suave y oloroso el aliento. Comido el fruto es muy útil en los graves hastíos de las preñadas. Metido en las arcas, juntamente con los vestidos, se cree que preserva de la polilla».

Como podemos observar, no son escasas las virtudes que se atribuyen a la cidra. Laguna, por su cuenta, añadió a una larga descripción del naranjo —del cual asegura que Dioscórides no era conocedor— una cita sobre una maravillosa y extraordinaria propiedad de la cidra que dice haber sabido por Atheneo: la ingestión de este fruto inmuniza contra los efectos de la mordedura de una serpiente tan venenosa como es el áspid, la causante de la muerte de Cleopatra según la leyenda.

En la actualidad encuentro bastante poco probable que quien aprecie la vida sea capaz de prestarse a tan arriesgado experimento. Sólo utilizamos la cidra por su esencia aromática y estimulante, constituida principalmente por limoneno, citral en un cinco o seis por ciento y un glucósido que también posee la naranja, la hesperidina, que puede transformarse en glucosa.

El jarabe de cidra, a cuya preparación se destina la mayor parte de la esencia, sirve para endulzar pociones o bebidas medicinales haciéndolas más tolerables, especialmente para los golosos.

Puede prepararse un jarabe casero de muy grato aroma y sabor del siguiente modo:

Se introducen aproximadamente 90 gramos de corteza de cidra, cuidando de separar sólo la parte amarilla que es donde se encuentra la esencia, en 250 mililitros de alcohol fuerte, y se dejan en maceración durante una semana o —para seguir más fielmente la tradición— un novenario: los nueve días clásicos de la preparación de las tinturas.

Se prepara, en frío, un «jarabe simple», es decir, se mezclan 360 mililitros de agua con 640 gramos de azúcar hasta su total disolución. A cada litro de este jarabe se le añade una onza (aproximadamente, unos 29 mililitros) de la tintura anteriormente preparada, se agita hasta la obtención de una mezcla perfecta y disponemos del jarabe listo para su uso.

Hasta hace poco tiempo era posible encontrar comercializado el jarabe de cidra junto con el de limón, granadina, grosella, etc. Sin embargo, parece que se ha dejado de preparar de forma industrial; por lo menos así lo afirman los detallistas, que ya no reciben las ofertas de las que fueron las empresas productoras.

La administración del jarabe de cidra está muy indicada en pacientes necesitados de líquidos; además, este producto lleva un azúcar que aporta energías inmediatas aunque breves. Por estas razones hemos considerado interesante transcribir la forma de preparación casera que figura en las líneas anteriores.

Limero *(Citrus limeta)*

El limero, cuyo fruto es la lima, es otro representante de la extensa familia de las Rutáceas. Es un árbol de cuatro o cinco metros de altura, de flores blancas, pequeñas, con un olor característico muy suave. El fruto presenta una corteza amarilla con vejiguillas cóncavas donde se encierra la esencia; la pulpa es verde y de aroma agradable.

Se trata de una planta exótica, como todos los cítricos, probablemente procedente de Persia, que se cultiva en España en algunas zonas de Andalucía, en Murcia y en Orihuela.

Una variedad de limero, conocida como bergamoto, se cultiva en estas regiones y también en Valencia. El fruto es más grueso (puede ser mayor que una naranja), la corteza es lisa y delgada y tiene el color del limón.

Más que como fruta comestible —la pulpa suele ser bastante insípida—, la producción de este cítrico se destina a la extracción de esencias de la flor y de la corteza del fruto.

Sus propiedades son semejantes a las de todas las especies del género *Citrus* y, debido a su menor importancia bajo el punto de vista medicinal y agrícola, ha sido bastante poca la información que hemos encontrado sobre este agrio.

En el ámbito popular, especialmente en Cataluña, se le conoce como *limón dulce*, nombre que revela sus particulares características.

Limonero *(Citrus limonum)*

Si alguno de los cítricos ha gozado y goza de gran prestigio y ha despertado un entusiasmo fervoroso entre los naturistas, no cabe la más mínima duda de que este es el limonero.

El limón, secundado por el ajo y la cebolla, forman un triunvirato que gobierna de forma despótica en la medicina natural y, simplemente, parece tolerar la presencia de otras plantas y frutos, contemplándolos con desdeñosa benevolencia desde su elevada posición (con esto no queremos decir que tengamos duda alguna sobre las propiedades terapéuticas del limón).

El limón ya era conocido y empleado en terapéutica desde su descubrimiento en Media en el siglo III a. de C., durante las campañas guerreras de Alejandro Magno, que siempre llevaba consigo un séquito de científicos.

Parece ser que su lugar de origen es la India, donde todavía pueden hallarse ejemplares en estado silvestre en los cálidos valles que se sitúan al pie de la cordillera del Himalaya.

Nos habla de esta especie el botánico y filósofo griego Teofrasto (372-287 a. de C.), discípulo de Aristóteles y continuador suyo en la dirección del Peripatos ateniense, el cual señala su acción beneficiosa en dolencias reumáticas y lo indica como muy conveniente en todo tipo de inflamaciones de la cavidad oral.

Plinio *el Viejo* lo prescribe como antídoto contra algunos venenos, aunque nos queda la duda de si tanto él como Dioscórides hablan del limón o de la cidra: para los antiguos, todo fruto más o menos redondeado era una manzana, y el limón también era considerado una «manzana médica».

Su cultivo llegó a Europa en el siglo I de nuestra era, comenzando en Grecia y en Italia, y pasando después a los restantes países mediterráneos.

El limón tuvo su momento de gloria en el siglo XV cuando, de una forma totalmente empírica y con ese buen sentido que poseía el pueblo llano para la curación de sus dolencias en una época en que no se conocían otros procedimientos distintos a las plantas medicinales para la imprescindible automedicación, se descubrió su poderosa acción antiescorbútica, aparte de la de otras verduras frescas.

El escorbuto era una enfermedad enormemente frecuente en el tiempo de las largas navegaciones a vela, en las que la alimentación se reducía a harinas y conservas. En algunas ocasiones aparecía en casos aislados y otras veces en forma de epidemias que atacaban a la totalidad de la tripulación del barco. Estas circunstancias llevaron a la idea de que se trataba de una enfermedad contagiosa.

Como quiera que remitía y se curaba rápidamente en cuanto los enfermos llegaban a puerto y se alimentaban con verduras y frutas frescas —la ingestión de limones se consideraba de gran eficacia—, se halló la solución para curar la enfermedad mucho antes de que se descubrieran sus causas y nadie soñara con hablar de carencia de vitaminas.

Las naves de los países septentrionales que llegaban hasta el Mediterráneo se proveían de limones a cambio de valiosas mercaderías o, incluso, de oro. Los frutos adquiridos servían en parte para prevenir el escorbuto de las tripulaciones; el resto se vendía a precios elevadísimos como producto de gran lujo en los países del norte de Europa.

En términos botánicos, diremos que el limón es el fruto del limonero, *Citrus limonum*, especie perteneciente a la familia de las Rutáceas. Es un arbolito de dos a cinco metros de altura, de hoja perenne, coriácea, frecuentemente con una espina próxima a la base; los numerosos puntos transparentes, visibles al trasluz, contienen bolsitas de esencia.

Sus flores, de cinco pétalos, suelen adquirir hacia la parte externa una tonalidad rosada o lilácea, conservando en el interior una blancura nívea.

El fruto es elipsoidal, raramente redondeado; presenta un mamelón apical; su tamaño es menor que el del cedro y su piel es más fina. La parte jugosa se encuentra dividida en gajos (según la variedad oscilan de cinco a doce) y es sumamente ácida y perfumada.

Una de las características del limonero es la de producir varias floraciones al año, lo cual, lógicamente, da lugar a otras tantas fructificaciones. El número de estas varía dependiendo de la latitud: en la zona mediterránea pueden llegar hasta seis, mientras que en la Europa central sólo llegan a las tres floraciones anuales.

En cuanto a su composición, en la corteza del fruto abundan las esencias: de 1 kilo de fruto pueden obtenerse hasta tres gramos de esencia formada en más del 90 % por limoneno, feladreno, citral, citronal y otras sustancias en pequeñas proporciones.

En el zumo de la pulpa se encuentra una gran cantidad de ácido cítrico —entre un 5 y un 10 %—, que es el que confiere su característica acidez; esta acidez es máxima durante los meses de frío —de noviembre a enero— y disminuye en primavera.

También se encuentran presentes otros ácidos, aunque en mucha menor proporción; entre ellos están el metílico, el acético y el fórmico (este último es un poderoso conservador; aun en pequeñísimas cantidades, sin duda contribuye a la acción antiséptica y terapéutica del limón).

La composición cualitativa y cuantitativa de la fruta del limonero, en estado maduro y en conservación óptima, se detalla en la siguiente tabla.

COMPOSICIÓN DEL LIMÓN
(POR 100 G DE PULPA)

Hidratos de carbono	3,1 g
Proteínas	0,7 g
Lípidos	0,1 g
Celulosa	1 g
Agua	90 g
Minerales	
sales de calcio	20 mg
sales de fósforo	20 mg
sales de hierro	0,2 mg
sales de potasio	160 mg
sales de magnesio	7 mg
sales de sodio	6 mg
Vitaminas	
B_1	0,4 mg
B_2	0,1 mg
C	50 mg
PP (niacina)	0,3 mg
Ácidos orgánicos	9 g
Calorías	15 kcal

Propiedades terapéuticas del limón

Dejemos a los apasionados del naturismo su convencidísimo criterio de que el limón es la única posibilidad terapéutica positiva para todas las enfermedades que puedan aquejar al ser humano, por diversa que pueda ser su etiología. No nos parece necesario repetir que tenemos pleno convencimiento de las virtudes curativas de las plantas medicinales, pero tan injusto y desatinado nos parece atribuir al zumo de limón la propiedad de curar la lepra, el carbunco y la poliomielitis, como negar su acción antiescorbútica.

El limón ha tenido una amplia aplicación clínica desde tiempos anteriores a nuestra era (tal vez decir *amplia* resulte fuera de lugar e impropio puesto que, como fruto exótico, no podía estar al alcance de todos los pacientes). Hemos visto que ya eran conocidas en la época de Teofrasto sus propiedades antisépticas en las inflamaciones orales y su acción curativa o, por lo menos paliativa, de los dolores y las molestias de los procesos reumáticos.

El tratamiento que hoy día se recomienda en este último caso, es decir, el del reumatismo, la artritis y la gota, consiste en beber nueve días seguidos zumo de limón en las siguientes dosis: el zumo de un limón el primer día, el de dos el segundo, el de tres el tercero, hasta llegar a nueve en el noveno día; a partir del décimo día se establece la cuenta atrás y sucesivamente se toma el zumo de ocho limones, de siete, de seis y así sucesivamente hasta llegar a uno. Si los resultados no son los apetecidos, se descansa durante nueve días y al décimo se reanuda de idéntica forma el tratamiento. Esta medicación está avalada por la indiscutible autoridad del doctor Pius Font y Quer.

En casos de indigestión o pesadez gástrica, se aconseja el zumo de un limón disuelto en dos dedos de agua;

a esto se añade otros dos dedos de agua en los que se ha mezclado la punta de una cuchara de bicarbonato sódico. La bebida es efervescente; durante el verano resulta agradable si se endulza ligeramente y se toma muy fría.

En los casos de diarreas estivales o disentería se recomienda la *sangría* que, aunque en la actualidad se prepara de una forma mucho más alcohólica y complicada, la original y genuina consiste en una mezcla a partes iguales de vino tinto y limonada, es decir, limón y agua; resulta una bebida también grata si se toma fría y en la dosis adecuada. También esta es una fórmula magistral que corresponde al doctor Font y Quer.

El poder antiséptico del limón para el tratamiento de las heridas se conoce desde tiempo antiguo y es eficaz.

Cuando los partos tenían lugar en las casas particulares y, por lo general, a cargo de matronas —profesionales o aficionadas— era muy habitual emplear unas gotas de limón para desinfectar los ojos del recién nacido, posiblemente contaminados durante su paso por un canal del parto no siempre impecablemente limpio y sano.

En lo que hace referencia a las antiguas matronas —no en balde los franceses suelen denominarlas *sage-femme*— aconsejaban a las nuevas mamás saturar de zumo de limón el azúcar contenido en un pequeño recipiente, a ser posible oscuro y que había de ser conservado en lugar fresco y al abrigo de la luz y el aire, y dar al pequeñín diariamente un poquito de ese azúcar. Este ritual —no escrito— tiene muchísimos años; su práctica era bastante habitual mucho antes de que las vitaminas fueran objeto de atención y llegaran a constituir una de las obsesiones del público en general.

En los trastornos hepáticos, especialmente en la ictericia, las limonadas hacen más soportables las molestias.

Por último, nos ocuparemos de su acción en los resfriados y la gripe, dolencias que casi pueden considerarse consecuencias obligadas del frío y la humedad de los meses invernales.

La gripe es una enfermedad de carácter epidémico que puede resultar una dolencia banal o presentar en algunos años una gravedad extraordinaria dado que es proteiforme y sus virus suelen aparecer en formas muy distintas. Contra ella se cuida la OMS (Organización Mundial de la Salud) de establecer la correspondiente vacuna. El inyectarlas o no como previsión es facultativo.

El zumo de limón, las bebidas calientes y el reposo en cama son los métodos curativos para la gripe, acompañados de un tratamiento sintomático.

Los enfriamientos se suelen curar por sí solos; aunque es evidente que, al igual que en la gripe, los métodos terapéuticos que hemos indicado ayudan en gran parte a superarlo. Sin embargo, como ya hemos explicado, las más recientes investigaciones han destruido el mito del limón como panacea debido a sus universales propiedades terapéuticas.

A pesar de ello, no hay duda de que el limón es muy beneficioso para la salud, tanto por su composición química como por su condición de fruto vivo, que lleva en su interior el «sol concentrado», como dijeron los antiguos botánicos, y toda la energía que le ha dado la tierra, el aire y la luz, los elementos que dan vida.

Mandarino *(Citrus nobilis)*

La mandarina es el fruto del mandarino, un arbusto o arbolillo de la familia de las Rutáceas de escasa altura (siempre tiene menor envergadura que sus congéneres). Es también de hoja perenne, con peciolo corto y forma lanceolada. Produce flores fasciculares blancas de pétalos escasamente soldados. El fruto es redondeado y deprimido, de corteza brillante, anaranjada fuerte, escasamente adherida y con nueve o diez gajos de pulpa suave y perfumada, muy sabrosa.

Procede de Oriente Lejano —su patria de origen son Conchinchina y China—, y tardó mucho en ser conocido en Europa; su cultivo en España no se practicó hasta el siglo XIX. Ahora, en la comunidad valenciana su importancia sólo se ve superada por la del naranjo.

Es una planta que precisa estar bien protegida del viento y de los descensos bruscos de temperatura.

El mandarino se cultiva por su fruto comestible; de algunas de sus especies se obtiene también una esencia muy parecida a la del limón, formada en su mayor parte por limoneno y citral. Se extrae de la corteza fresca y se destina a la preparación de licores. Cien mandarinas proporcionan unos cuarenta gramos de esencia.

Naranjo *(Citrus aurantium)*

El naranjo es el cítrico más cultivado en España pese a sus exigencias climáticas; en agricultura se habla de la «zona del naranjo», ya que este no resiste temperaturas muy bajas ni altitudes muy elevadas. Presenta distintas variedades de las que las más importantes son el naranjo agrio *(Citrus aurantium)* y el naranjo dulce *(Citrus aurantium sinensis)*.

El naranjo agrio se cultiva en las huertas del litoral levantino y parte de Andalucía; a menudo se planta en parques y jardines por la belleza de sus hojas, siempre verdes, y sus perfumadísimas flores.

Las hojas son elíptico-lanceoladas, duras, brillantes, con el peciolo provisto de una alita a cada lado, formando un corazón. Las flores, que aparecen en primavera, tienen cinco pétalos y diez estambres. El fruto es redondeado y de un tono característico que incluso da nombre a un color, ese precioso color que, en la actualidad, mucho más prosaicamente llamamos *butano*. El zumo crudo es agrio y francamente amargo, lo que lo hace incomestible.

Probablemente se trata de una especie indígena del sudeste de Asia, que se cultiva en Arabia desde el siglo IX y en Sicilia desde el año 1002. Es de suponer que su cultivo en nuestro país comenzó con la invasión musulmana, que tantos beneficios aportó al mundo occidental, tanto culturales como agrícolas.

El cultivo intensivo, de carácter comercial, se realiza desde la mitad del siglo XVIII, pero su aprovechamiento para usos medicinales se remonta a fechas muy anteriores.

La naranja agria cruda no es apta para la alimentación, ya que es excesivamente amarga y de sabor ingrato. No obstante, de este árbol se obtienen numerosos productos, desde el agua de azahar hasta mermeladas y licores. Se aprovechan todas sus partes.

Las hojas proporcionan la esencia, llamada *petigrain*, aún más abundante en las naranjitas jóvenes, muchas veces caídas del árbol.

La esencia es de composición sumamente compleja: en ella se encuentra limoneno, linalol, geraniol, acetato de geranio y otros muchos compuestos aromáticos; también contiene un alcaloide, la estaquidrina, de sabor amargo.

En las flores, esas blancas, bellísimas y aromáticas flores de azahar que en otros tiempos simbolizaron la virginal pureza de las novias, se encuentra un glucósido, la hesperidina. Se puede obtener de 1 a 1,5 gramos de esencia por cada kilo de flor. Su composición es muy compleja y su aroma delicioso.

La corteza de los frutos maduros puede contener hasta 1,5 gramos de esencia por kilo, está formada por d-limoneno y aproximadamente un 1 % de aldehído decílico. Los frutos ya completamente formados, pero aún inmaduros, alcanzan los 7 gramos de esencia por kilo de corteza.

La pulpa de la naranja amarga contiene tres glucósidos: hesperidina, isohesperidina y auratomarina, además de ácido hesperinídico, pectina, sacarosa, dextrosa, levulosa, etc.

De todos los productos que se pueden obtener del naranjo amargo, el más importante farmacológicamente es el agua destilada de la flor, llamada «agua de azahar», denominación de clara reminiscencia arábiga; entre otras virtudes, es antiespasmódica y ligeramente hipnótica. Tales virtudes, aunque atenuadas, se encuentran también en la hoja.

La corteza de la naranja amarga es un buen tónico estomacal y un carminativo eficaz para la expulsión de gases intestinales, y entra tanto en la composición de algunos fármacos como en la de licores. También se obtiene de ella el jarabe de naranjas amargas.

El agua de azahar, sola o mezclada con alcohol de melisa es uno de los principales componentes del *Agua del Carmen*, que se ha empleado y aún se emplea contra desvanecimientos y para calmar estados nerviosos femeninos o, como decía con enorme gracejo el doctor Raurich, «para echarse al coleto una copita» en la época en que el alcohol estaba vedado a las damas bajo pena de descalificación social.

Con las flores se suele hacer infusiones: sobre media docena, a poder ser recién cogidas, se vierte agua hirviendo; se tapa con un platillo la taza y se espera que la temperatura descienda al punto conveniente para ser bebida.

Como tónico estomacal (problemas digestivos o falta de apetito) se emplea el cocimiento de cáscaras de naranjas amargas.

La corteza seca y cortada en pedacitos (emplearemos una onza, que corresponde a unos 29 gramos) se hace hervir durante un cuarto de hora en medio litro, más bien largo, de agua. Se deja enfriar, y se toma en dos veces, con o sin azúcar. Se puede tomar fría o caliente, según se prefiera.

Con la misma finalidad puede prepararse un licor casero de la forma siguiente:

En una botella de boca ancha, con 2/3 de litro de alcohol de 90° y 1/3 de agua, se introducen unos 90 gramos de corteza de naranja amarga cortada en pedacitos, 90 gramos de corteza de limón preparada de análoga forma; se tapa bien y se mantiene en maceración durante un novenario. Transcurrido ese tiempo se filtra, se añaden 400 gramos de azúcar y se agita hasta la disolución completa del azúcar. Se toma en copitas después de las comidas y, si al paciente le resultase excesivamente fuerte, puede añadirle agua a voluntad.

Las virtudes medicinales del naranjo agrio son conocidas por todo el mundo, y da fe de ello el refranero: «Naranjo agrio, uno debe haber en cada patio» o también «Naranja agria en ayunas, salud segura».

COMPOSICIÓN DE LA NARANJA
(POR 100 G DE PARTE COMESTIBLE)

Hidratos de carbono	6,6 - 9 g
Proteínas	0,6 - 1 g
Lípidos	0,1 - 0,3 g
Celulosa	0,5 g
Agua	85 g
Minerales	0,5 g
sales de calcio	24 - 44 mg
sales de fósforo	23 mg
sales de hierro	0,3 - 0,5 mg
sales de potasio	170 mg
sales de magnesio	11 mg
sales de sodio	3 mg
sales de azufre	9 mg
sales de cloro	4 mg
Vitaminas	
A	120 - 180 U.I.
B_1	0,05 - 0,08 mg
B_2	0,02 - 0,07 mg
C	37 - 50 mg
Niacina (vitamina PP)	0,1 - 0,3 mg
Ácidos orgánicos	
ácido cítrico	1,3 g
Calorías	32 - 42 kcal

El naranjo dulce *(Citrus aurantium sinensis)* tiene grandes afinidades con el anterior; no en vano se trata de una variedad de la misma especie.

Las diferencias más acusadas son la piel del fruto, menos rugosa y más fina, y especialmente el sabor de la pulpa, que puede ser dulce o bien agridulce, pero nunca amarga.

También se diferencia en que puede florecer de nuevo tras la primera floración primaveral; crece en los regadíos del litoral, desde Barcelona hasta Murcia y en algunas partes de Andalucía. Aunque, en realidad, toda la Península se halla situada en la zona del naranjo, la altura de las mesetas centrales no permite un cultivo satisfactorio, ya que no soporta los fríos invernales de las altitudes superiores a 250 metros.

En su composición, muy parecida a la de la naranja amarga, se encuentra una mayor cantidad de azúcares y de vitaminas A, B y C.

La naranja, en la opinión de los expertos, es uno de los frutos más adecuados para la dieta tanto de personas sanas como de enfermos; posee prácticamente todas las virtudes del limón, pero no presenta la excesiva acidez de este, que puede llegar a producir dentera.

La composición química de la naranja revela un elevado valor dietético, que hemos indicado en la tabla anterior. Como se puede observar, la composición de la naranja dista mucho de la elemental fórmula del ácido ascórbico o vitamina C.

Ingerir una fruta resulta sumamente más grato que beberse la disolución de un comprimido en cierta cantidad de agua o recibir un pinchazo, pero además los efectos no son los mismos. La vitamina C es extraordinariamente lábil y debe ser conservada en lugar fresco, dentro de un tubo metálico, al resguardo de la humedad y de la luz; en caso contrario se deteriora y pierde todas sus posibilidades terapéuticas; en la naranja, la naturaleza se ha encargado ya de procurarle la protección más eficaz.

Por otra parte, ¿qué sabemos de la potenciación de unas sustancias en presencia (aunque sea infinetisimal) de otras que actúan como catalizadores? ¿Cuál de las combinaciones químicas tiene realmente una acción terapéutica?

En la década de los treinta, el químico alemán Hans von Euler, premio Nobel de Química en 1929, descubrió que los cobayas —tan sensibles como el ser humano a la carencia de vitamina C e igualmente propensos a la aparición del escorbuto—, sometidos a una dieta de vitamina C, se protegían incomparablemente mejor contra las infecciones neumocócicas si se les administraba zumo de naranja o limón que con un tratamiento de ácido ascórbico puro. Se habló de la presencia en estos frutos de una hipotética vitamina C, a la que se denominó originariamente C_2, y más tarde vitamina I, de la que poco o nada más hemos sabido.

¿Existe realmente dicha sustancia o se trata de una acción terapéutica debida a la combinación de todas o de algunas de las sustancias del zumo de los cítricos? Un silencio de más de medio siglo ha caído sobre esta posible vitamina y, mientras tanto, sigue aumentando la creencia en la eficacia del zumo de naranja.

Hace ya muchos años que un ilustre botánico y médico francés, el doctor Henry Leclerc, exaltó en tono poético las virtudes del fruto del naranjo: «No sólo tiene el mérito de ser el fruto postrero del año; por la abundancia de su jugo, la finura de su perfume, la agradable acidez que contrarresta su dulzor y los saludables efectos que ejerce sobre el organismo, ocupa un lugar aparte entre los productos alimenticios del reino vegetal. Sus virtudes son las mismas que las de los limones, pero con la ventaja de que su carne y sus jugos procuran a nuestro paladar una deliciosa sensación de agrado».

También el doctor Font y Quer dio su opinión al respecto: «Su riqueza vitamínica la hace recomendable en alto grado no sólo ante cualquier amago escorbútico, sino ante otros muchos casos de avitaminosis, sobre todo en los lactantes que se ven obligados a tomar leche esterilizada. En estos casos unas gotas de zumo de naranja pueden ser la base de su salvación».

Estamos plenamente de acuerdo.

Resultaría largo enumerar todas las propiedades terapéuticas de la naranja y, aun hallándonos muy distantes de creer, como los acérrimos naturistas, que las naranjas son la medicina del porvenir, podemos asegurar que son magníficos elementos de una dieta equilibrada, capaces de suministrar al organismo numerosos principios activos, ya que sus virtudes no se reducen exclusivamente a la riqueza vitamínica.

Propiedades terapéuticas de la naranja

Ya nos hemos referido a sus propiedades como antiescorbútico, antiespasmódico, sedante y tónico estomacal.

Añadiremos que la naranja suele resultar un efectivo laxante en casos no graves de atonía intestinal.

El doctor Gregorio Marañón estudió los efectos de la naranja en los graves ataques de hipoglucemia que puede sufrir un diabético a causa de una superdosificación de insulina: «Es difícil comprender cómo la relativamente pequeña cantidad de azúcar que puede contener una naranja pueda remediar con tanta rapidez y energía el problema del descenso de azúcar en la sangre. Podríamos poner en el haber de dicha fruta algún poder, aún desconocido, que se añadiría al que puede achacarse a su dulzura».

Y finalizaremos el tema de la naranja en terapéutica con otras palabras de este eminente médico: «Sólo quizás en los enfermos hiperclorídricos graves estamos autorizados a tachar esta fruta de la lista de los alimentos convenientes».

Consideramos que con estas citas queda más que claramente demostrado el aprecio que merece por su valor dietético el fruto del naranjo, al que no otorgamos la importancia de la que es acreedor, tal vez debido a su abundancia en nuestra tierra.

Pomelo *(Citrus paradisi)*

El nombre «pomelo» deriva del inglés *pomello*, que resultó de la deformación del neerlandés *pompelmoes*; una contracción en esta lengua de *pompel* (grande) y *lomoes* (limones); también se le llama *toronja, luchán* en Filipinas y *grape-fruit* en Estados Unidos, donde es muy extenso su cultivo. Es una planta asiática, como todas sus congéneres, que se cultiva hoy muy extensamente en la parte sur de América del Norte, en Centroamérica y Sudamérica.

Se trata de un árbol de talla mediana, de copa redonda y apretada, brotes vellosos, hojas muy grandes y ovales de color verde oscuro y de envés ubescente; las flores son blancas y perfumadas.

El fruto es grande, redondo, de piel gruesa y verrugosa, amarillo pálido, poco jugoso, aromático y de sabor entre ácido y amargo.

No sabemos si la moda perdura con toda su fuerza, pero hace aproximadamente veinte o veinticinco años se hizo célebre con verdadero ímpetu la dieta del pomelo, al que se le atribuían propiedades adelgazantes y la virtud de mantener la piel fina y tersa. Su jugo parecía el elixir de la eterna juventud.

Desconocemos si los fieles seguidores de ese régimen obtuvieron los resultados perseguidos. Lo que sí nos consta es su amargo sabor y la irritación esofágica causada por la ingestión de su zumo.

Como en el caso de la lima, tampoco hemos hallado datos exactos sobre su composición química ni los porcentajes en que se encuentran las sustancias que la conforman.

De todas formas, parece ser que su cultivo va en aumento y que, aunque en España es bastante limitado, se ha triplicado en las últimas décadas.

Los cítricos curan

E s muy posible que algún lector, tras haber leído nuestras declaraciones referentes al escepticismo que nos inspiran ciertas virtudes curativas de los cítricos en general, sienta cierto asombro y le resulte contradictorio el ver que, a continuación, dedicamos un largo capítulo a su utilidad en una serie muy extensa de enfermedades o estados anormales de la fisiología que, sin llegar a la auténtica categoría de dolencias propiamente dichas, no dejan de ser molestas y dignas de que se les preste la debida atención.

Veremos a continuación dónde pueden jugar un papel curativo, o por lo menos paliativo, de algunos trastornos que pueden afectar al organismo humano.

Acidez estomacal

La acusada acidez de los jugos gástricos, problema que resulta bastante frecuente en un elevado número de personas y cuyo origen puede ser idiopático o encontrarse en una dieta errónea en lo relativo a cantidades y calidades, va con frecuencia acompañada de regurgitaciones ácidas muy desagradables.

Dado que se trata de una hiperacidez de los jugos gástricos, aunque parezca ciertamente paradójico, halla una solución bastante efectiva en la ingestión del zumo de un par de limones, a los que se añade el mismo volumen de agua y se edulcora con miel.

La razón de esta aparente contradicción, de acuerdo con la opinión de los expertos naturistas, es que el ácido cítrico —y los restantes ácidos presentes en el zumo de limón, aunque en menores cantidades— son ácidos naturales, nacidos de una planta virgen, y no productos de fermentaciones anormales de nuestro organismo. No disponemos de una bibliografía capaz de aclararnos científicamente la forma en que se produce esta sustitución, pero los resultados parecen ser, en la práctica, muy dignos de ser tomados en consideración.

Acné

Esta antiestética enfermedad cutánea, que provoca una obsesiva desesperación en un elevado número de adolescentes de ambos sexos, se debe a una obstrucción de los folículos sebáceos repartidos en la piel, muy abundantes en el rostro, seguida de inflamación e infección.

Se ignora su génesis —se sospecha que su origen se encuentra en el revolucionario proceso hormonal que acarrea la pubertad, pues raramente aparece en los niños, en la edad madura o en la ancianidad.

De todas formas es muy aconsejable la eliminación de un exceso de grasa en la alimentación, evitar todas las bebidas alcohólicas y mantener en la piel una higiene rigurosa.

A estas medidas se puede añadir la toma diaria y repetida de zumo de limón endulzado con miel.

Afta

El afta consiste en una pequeña úlcera blanquecina, redondeada, que puede llegar a ser bastante extensa y numerosa, y que aparece en la mucosa bucal.

Es frecuente en los niños y los jóvenes. La creencia popular la atribuye a un «estómago sucio». En la infancia parece contribuir a su aparición el brote de las piezas dentarias.

Como quiera que la etiología exacta es desconocida y que alrededor de los focos exudativos se evidencia una considerable infección microbiana, incluso producida por gérmenes habitualmente saprofitos que han adquirido virulencia, es conveniente proceder a su desinfección haciendo toques con un poco de algodón empapado en zumo de limón, o bien realizando enjuagues orales varias veces al día con la siguiente preparación: zumo de limón (150 ml), miel (100 g) y agua (200 ml). Se mezclan bien todos los ingredientes, en frío, y se deja en reposo veinte minutos antes de su utilización.

Anemia

Literalmente significa «falta de sangre», del griego *an* (carencia, ausencia) y *haima* (sangre), lo que, sin duda, es una exageración; su significado clínico es el de una disminución, ya sea del volumen de la sangre o de alguno de sus componentes, especialmente, de los glóbulos rojos o hemoglobina.

Puede presentarse en cuadros muy variados y de distinto origen; puede ser aguda o crónica, leve o muy acusada y, por lo tanto, peligrosa. Naturalmente, corresponde al médico establecer el tratamiento adecuado de acuerdo con su etiología.

En algunos casos de anemia —tal vez porque derivan de una desnutrición provocada por la falta de apetito— parece resultar bastante útil la ingestión tres veces al día (en ayunas, a media tarde y antes de acostarse) de la siguiente infusión: corteza de naranja amarga (10 g) y agua hirviendo (300 ml). Se vierte el agua sobre la corteza fresca y bien triturada, se tapa el recipiente y se deja en reposo veinte minutos; se filtra y se endulza con miel a voluntad. Puede tomarse fría o caliente en la forma ya indicada.

Es conveniente preparar esta infusión diariamente y no conservarla más allá de las veinticuatro horas.

Anorexia

La anorexia o falta de apetito, que puede llegar hasta la repugnancia insoportable hacia los alimentos, es un síntoma francamente alarmante en el curso de algunas enfermedades porque conduce, de forma inexorable, al decaimiento, a la debilitación y a una absoluta falta de defensas que no permiten al organismo luchar contra la enfermedad, cualquiera que esta sea.

En muchas ocasiones las causas no están determinadas por la presencia de ningún agente patológico; no es más que una anorexia aparente, debida al afán de *picotear* entre horas que sufren casi todos los niños y muchísimos adultos.

Otras se debe a la falta de ejercicio, a una vida excesivamente cómoda o sedentaria, o bien —y este caso es más grave, pues los dos anteriores tienen una sencilla solución— a una dieta de adelgazamiento errónea y excesivamente prolongada, con o sin asesoramiento médico.

También puede presentarse, aunque el caso sea poco frecuente, como secuela de algunas enfermedades infecciosas que han debilitado extraordinariamente al enfermo, cuyo organismo tropieza con graves dificultades para reaccionar de una forma positiva.

En casos de anorexia suele dar muy buenos resultados la preparación de una tintura de corteza de naranja seca y alcohol.

La tintura a la que hacemos referencia se prepara de la siguiente manera: se corta finamente corteza de naranja dulce seca (30 g) y se coloca, con alcohol de 70° (100 ml), en un frasco bien tapado.

Se agita un par de veces al día, manteniéndolo en maceración el clásico novenario de todas las tinturas caseras. Transcurrido ese tiempo se filtra, ya sea con papel o con un paño de hilo, se envasa en un frasco de tapón esmerilado y se conserva en un lugar fresco, seco y al abrigo de la luz.

Se toma dos veces al día, media hora antes de las comidas principales, disolviendo de 20 a 40 gotas en dos dedos de agua o bien empapando con ellas un terrón de azúcar.

Su acción aperitiva parece debida a la excitación que produce en las secreciones gástricas.

Arteriosclerosis

La arteriosclerosis consiste en un endurecimiento y engrosamiento progresivo de las paredes arteriales, cuya área interior se va estrechando con la correspondiente dificultad para la libre circulación de la sangre arterial, limpia y oxigenada, vivificadora de todos los órganos de nuestro cuerpo.

El proceso se debe en la mayoría de los casos a una inflamación crónica; no suele presentarse, salvo casos rarísimos, más que en edad avanzada.

Ya nos hemos referido al tratamiento basado en la ingestión progresiva del zumo desde uno hasta nueve limones, seguida del descenso de nueve a uno.

Para personas a quienes cause temor o repugne el ingerir el zumo de limón en tal cantidad y a palo seco, algunos especialistas aconsejan seguir uno de los siguientes tratamientos:

a) beber diariamente, en varias tomas, 150-200 mililitros de zumo de limón rebajado con igual volumen de agua, es decir, al 50 %;

b) tomar el zumo de dos o tres limones, rebajados con el 75 % de agua durante diez días consecutivos; descansar otros tantos y repetir el tratamiento.

Y si se prefieren las naranjas, mezclar su zumo con el de un limón, añadir igual volumen de agua mineral alcalina y endulzar la bebida con azúcar o miel.

Posiblemente sus efectos no resulten tan radicales como los que se atribuyen al zumo de limón puro, pero es un tratamiento más agradable y fácil de realizar.

Artritis

Recibe el nombre de artritis la inflamación de una articulación. Puede atacar a una articulación determinada o hallarse generalizada por todo el cuerpo. También puede presentarse en forma aguda o crónica y tener un origen traumático o infeccioso.

Suele ser un proceso doloroso y la zona afectada aparece enrojecida y tumefacta.

Se recomienda seguir la cura del limón ya expuesta o beber primero el zumo de un limón rebajado al cincuenta por ciento con agua y miel hasta llegar a diez limones igualmente diluidos, y rebajar paulatinamente hasta el zumo de un limón.

Acabado el tratamiento de ataque, se proseguirá durante quince o veinte días tomando el zumo de un limón, en igual forma, para consolidar los efectos obtenidos.

Artrosis

En este caso se trata de una afección crónica articular degenerativa, no inflamatoria.

El tratamiento es análogo al anterior, aunque se inicia con el zumo de dos limones —igualmente disueltos en agua al 50 %— y se llega, sucesivamente, hasta el zumo de doce limones, para volver lentamente hasta dos.

Este tratamiento de dos limones diarios debe prolongarse, como el anterior, de quince a veinte días.

Astenia

Se trata de una debilidad extendida a todo el organismo; se presenta como una falta o un decaimiento de las fuerzas en todos los aspectos.

Es un proceso que puede tener sus orígenes en múltiples causas, tanto orgánicas como psíquicas. Las orgánicas, como es evidente, se deben a un déficit en el funcionamiento de determinados órganos o sistemas, especialmente los relacionados con la nutrición y el metabolismo.

Mucho se ha hablado de la astenia primaveral, a la que son especialmente sensibles los jóvenes y, muy en particular, los estudiantes, que ven llegar con temor las fechas de los exámenes.

También se conoce la astenia neurocirculatoria, caracterizada por apnea (dificultad respiratoria), vértigo, dolores precordiales, palpitaciones, etc., frecuente en jóvenes soldados en época de guerra.

En los casos de astenia, sea cual sea su origen, parece dar muy buenos resultados la ingestión de la siguiente infusión: corteza de limón (5 g) y agua hirviendo (250 ml). Se deja reposar bien tapado de veinte a veinticinco minutos. Conviene administrarla tibia y endulzarla con miel, en tres tomas: al levantarse (en ayunas), a media tarde y antes de acostarse.

Atonía intestinal

Es una dolencia que, como su propio nombre indica, sólo aparece en edad muy avanzada, aunque existan casos de senilidad prematura.

Se debe a la pérdida de tonicidad de los tejidos musculares.

Para el tratamiento se prepara la siguiente tintura: corteza fresca de limón (50 g) y alcohol de 85° (100 ml). Como todas las tinturas, se mantiene en maceración nueve días en un frasco bien tapado, que se agita una o dos veces diarias. Transcurrido el plazo conveniente se filtra y se conserva en un frasco de tapón esmerilado, en un lugar fresco, seco y protegido de la luz.

Se administra en dosis de 50 a 60 gotas, en dos dedos de agua o, mejor, de vino blanco si el anciano se halla habituado a su uso, en horas alejadas de las de las comidas.

Bronquitis

Bajo este nombre se designa la inflamación de la mucosa bronquial; puede ser aguda o crónica y en la primera forma puede tener un curso más o menos grave.

Como su origen puede encontrarse en muy diversas causas —desde un vulgar enfriamiento a la inhalación de sustancias tóxicas irritantes—, dictaminar el tratamiento básico más correcto es una tarea que corresponde exclusivamente a los médicos.

Como coadyuvante siempre pueden resultar útiles las limonadas calientes endulzadas con miel.

Calculosis

Reciben el nombre genérico de calculosis las secreciones anormales de un determinado órgano, que se producen patológicamente y por diversas causas.

La composición química de los cálculos o piedras que las producen puede ser sumamente variada y aparecer en distintos órganos; las calculosis más frecuentes son la renal y la vesicular.

Calculosis renal

Los cálculos se producen por la precipitación de sustancias que normalmente se encuentran disueltas en la orina (ácido úrico, uratos, fosfatos, oxalatos, etc.), la cual forma concreciones que pueden llegar a alcanzar un elevado volumen.

Pueden situarse en el riñón, en los uréteres, la vejiga y, aunque a veces se presenten bajo la forma de arenilla, otras veces causan verdaderos cólicos renales sumamente dolorosos cuya duración, particularmente en el varón, puede prolongarse durante varios días.

En la mujer, aunque son igualmente dolorosos, acostumbran a ser mucho más breves.

Según el tamaño de los cálculos su presencia puede revestir verdadera gravedad y hacer indispensable la intervención quirúrgica, aunque en los últimos tiempos se aplican métodos incruentos, como la destrucción de los cálculos por ultrasonidos.

Parece que el zumo de limón tiene la propiedad de disolver estas concreciones. Para ello, se recomienda la cura progresiva del zumo de uno a siete limones disueltos en el mismo volumen de agua, al cincuenta por ciento, aumentando diariamente la ingesta en una unidad y después disminuyéndola de forma progresiva hasta uno. Al llegar al final del tratamiento este se repite, sin interrupción, de análoga manera.

Cálculos vesiculares

Son llamados también hepáticos o biliares. Están formados por colesterina y materias colorantes y se forman en la vesícula por la alteración de su secreción natural, la bilis. Provocan dolores, tal vez menos intensos que los renales, ya que no han de atravesar conductos tan finos como los uréteres, pero bastante agudos.

El tratamiento con zumo de limón es análogo al que hemos citado para el caso anterior.

Callos

Es muy probable que el hecho de que nos atrevamos a citar los callos e incluirlos en una lista de dolencias pueda provocar una sonrisa de conmiseración, especialmente en aquellas personas que jamás los han padecido.

Lo aceptamos. Estas neoformaciones epidérmicas, que son tejidos de defensa contra un roce o una compresión persistentes, pueden no revestir la menor gravedad y no tienen interés patológico, pero en algunos casos constituyen un auténtico martirio.

No debe cometerse jamás el error de permitir una intervención inexperta, ya que puede tener consecuencias muy graves.

Una rodajita de limón colocada sobre el callo o la dureza, sujeta con una venda y un calcetín y repetido el tratamiento durante dos o tres días, bastará para que el callo se desprenda con gran facilidad.

Cefaleas dispépticas

Las cefaleas, el dolor de cabeza, son un síntoma común a un gran número de dolencias, desde un ligero resfriado a graves infecciones o al funcionamiento deficitario de un órgano o un sistema.

Las frecuentes cefaleas que tienen un origen dispéptico, es decir, que se deben a dificultades digestivas, responden de forma muy eficaz a la preparación siguiente: hojas de naranjo amargo (15 unidades), flor de tilo (35 g) y flor de manzanilla (25 g). Se pican las hojas de naranjo, se mezclan bien todos los ingredientes y se prepara una infusión con 15 gramos de esta mezcla y 300 mililitros de agua hirviendo.

Tras quince minutos de reposo se filtra y puede tomarse, a tacitas, cada vez que se considere necesario.

Clorosis

La clorosis es una forma de anemia a la que ya hemos hecho referencia, por lo que nos limitaremos a indicar los tratamientos a base de cítricos que se pueden aplicar.

Se pueden administrar bajo forma de tintura: corteza de naranja amarga (45 g) y alcohol de 75° (100 ml). Se deja macerar durante nueve días en un frasco bien tapado; después se filtra y se conserva con las precauciones habituales en un lugar fresco y seco, alejado de la luz. Se toma una cucharadita antes de las principales comidas.

Una forma tal vez más agradable de administración consiste en la preparación de un jarabe: tintura de naranjas amargas (60 ml) y jarabe simple (940 ml).

La forma de preparación del jarabe simple es muy sencilla: se disuelven 640 gramos de azúcar en 360 mililitros de agua fría (se remueve hasta su total disolución).

Del jarabe de naranjas amargas se administran tres o cuatro cucharadas al día en horas alejadas de las comidas: esta precaución es lógica si se tiene en cuenta que la dulzura y el poder energético del azúcar suelen quitar el apetito, lo que no resulta jamás conveniente.

Colecistitis

Recibe este nombre la inflamación de la vesícula biliar, también llamada colecisto.

La inflamación de la vesícula —comúnmente citada como «ataque de hígado»— suele resultar bastante dolorosa y por lo general va acompañada de irritabilidad y profunda tristeza. Los dolores se extienden, por reflejo, hasta la espalda, atacando el omoplato izquierdo y en ocasiones parecen atravesar la punta del esternón.

Se recomienda la preparación de la siguiente infusión: corteza de limón (10 g), agua hirviendo (300 ml) y zumo de limón (100 ml). Se coloca en un recipiente la corteza cortada en pedacitos y se vierte sobre ella el agua hirviendo; se tapa y a los quince minutos se añade el zumo del limón. Se mezcla bien y se toma, templada, en tres tomas: por la mañana en ayunas, a media tarde y al acostarse, endulzada con miel.

Cólera

El cólera es una enfermedad epidémica que causó con sus apariciones en nuestras latitudes verdaderos estragos hasta bien entrado el siglo XIX. Su agente causal fue descubierto en la India —donde tiene carácter endémico— por el médico alemán Roberto Koch, ya famoso por su descubrimiento del bacilo de la tuberculosis.

Actualmente, en Europa parece haber perdido su terrible virulencia.

No obstante, queda el recuerdo de algunos casos aparecidos en nuestro país, afortunadamente aislados, en los años veinte; posteriormente, a mediados de los años sesenta, hubo un conato que parece que no causó víctimas, pero que obligó a tomar algunas precauciones, sobre todo en la venta y adquisición de comestibles crudos, es decir, frutas y verduras.

Realmente, podemos afirmar con tranquilidad que nuestras aguas municipales no están contaminadas; nos basta percibir su olor y su sabor para conocer el grado de desinfección al que las someten. No obstante, si añadimos jugo de limón al agua, de la que ignoramos las manipulaciones que ha sufrido, y esperamos entre veinticinco y treinta minutos antes de ingerirla, tendremos garantizado el consumo de agua libre no sólo del vibrión colérico sino de otros muchos gérmenes infecciosos.

Convalecencia

La convalecencia constituye un estado intermedio entre la enfermedad y la recuperación total de la salud. Durante este periodo, el organismo se repone de las pérdidas ocasionadas por la enfermedad y, progresivamente, va restableciendo la normalidad de sus funciones.

Es una fase bastante delicada, porque existe el peligro de una recaída que, al hallarse el organismo debilitado y todavía escaso de defensas, puede resultar de mayor gravedad que la enfermedad inicial. Por este motivo es conveniente ir aumentando de forma gradual y equilibrada la cantidad y las cualidades de los productos alimenticios.

Son muy numerosas las combinaciones de frutas y zumos recomendados por los naturistas para los periodos de convalecencia; puesto que la presente obra está dedicada a los agrios, indicaremos los siguientes preparados: hojas de limonero (10 g), agua hirviendo (250 ml), azúcar (200 g) y miel (15 g). Se colocan en un recipiente las hojas cortadas finamente, se vierte sobre ellas el agua hirviendo y se deja reposar, bien tapado, una hora como mínimo. Se filtra y se pone al baño María para añadir el azúcar y la miel, dando vueltas hasta que estos queden bien disueltos.

Se deja que se enfríe y se toma a cucharadas a lo largo del día.

Otra fórmula, la de una tintura, se prepara de la siguiente forma: corteza de limón fresca (50 g) y alcohol de 50° (200 ml). Se deja en maceración durante siete días, se filtra, se envasa y se conserva con las habituales precauciones. Se toma en dosis de tres o cuatro cucharadas (una copita) antes o después de las comidas.

También existe una fórmula que combina la naranja con el abedul, del que los aldeanos centroeuropeos exaltan las virtudes «purificadoras» y emplean en las más distintas afecciones. La preparación es la siguiente: hojas de abedul (30 g), agua hirviendo (500 ml), zumo de naranjas (2 unidades) y miel (2 cucharadas). Se escaldan las hojas de abedul con el agua hirviendo y se dejan en reposo durante veinte minutos. Se cuela y se añade el zumo de las dos naranjas y las dos cucharadas de miel. Se bebe a lo largo del día.

Esta fórmula nos causa cierta perplejidad ya que, si bien es cierto que el abedul posee excelentes propiedades diuréticas reconocidas por famosos fitoterapeutas, nos intriga el papel que pueda representar en un proceso de convalecencia si no existe retención urinaria.

Crecimiento

Desde los primeros días de su existencia y especialmente en los casos, cada vez más frecuentes, de lactancia artificial, es muy aconsejable —salvo expresa contraindicación por parte del pediatra— dar al bebé una o dos cucharaditas de zumo de naranja (zumo de naranja, ¡no comprimidos de vitamina C!).

La naranja contiene, además, sales minerales y otras vitaminas en cantidad suficiente para cubrir las necesidades del niño sin recurrir a la medicación sintética.

Diabetes

La diabetes es una enfermedad de la nutrición que se caracteriza por la eliminación persistente de azúcar —glucosa— por la orina, debido a un estado permanente de elevación de azúcar en la sangre (hiperglucemia); esta exagerada proporción de azúcar en la sangre tiene su origen en un déficit en la producción de la hormona pancreática glucolítica, la insulina.

Tampoco la diabetes parece insensible a los efectos de los cítricos, que no le resultan especialmente beneficiosos sino perjudiciales, sobre todo en el caso de las naranjas dulces.

En lo que respecta a la naranja, pese a la escasa cantidad de hidratos de carbono que contiene, ya hemos visto la observación del doctor Marañón sobre su función «hiperglucemiante» en relación a los peligrosos casos de hipoglucemia.

Es evidente que ello hace desaconsejable su empleo en los pacientes diabéticos.

Diarrea

Se conoce como diarrea una frecuencia anormal en las evacuaciones, que son líquidas o semilíquidas.

Suele aparecer como síntoma de alteraciones digestivas y en algunos casos representa el síntoma principal de graves alteraciones, como el cólera o la disentería, aunque con muchísima más frecuencia obedece a causas mucho menos graves, como una indigestión o una ligera intoxicación alimenticia, y constituye una de las armas de defensa del organismo contra los agentes patógenos.

El color, el olor, la densidad y la frecuencia de las evacuaciones dependen de la causa que las origina.

El empleo del zumo de limón y las limonadas, útil en todos los casos por sus propiedades antisépticas e hidratantes, se encuentra especialmente indicado en las diarreas estivales que se producen en muchas ocasiones por exceso en el consumo de helados o de bebidas muy frías.

Una buena tisana se obtiene añadiendo al zumo de limón la misma cantidad de agua hirviendo; se toma bien caliente, por lo menos, dos vasos diarios.

Otro procedimiento que suele dar muy buenos resultados es el de mezclar 1/3 de zumo de limón, 1/3 de zumo de zanahorias y 1/3 de agua tibia. Se toma medio vaso en el curso del día.

Dispepsia

La dispepsia es una digestión dificultosa, de carácter crónico. Se trata de un término general que comprende todos los trastornos de las funciones digestivas, cualquiera que sea su naturaleza, por lo que no constituye una unidad patológica definida.

Debido a la variedad de sus manifestaciones se habla de dispepsia *ácida*, cuando se debe a una falta de tonicidad de los órganos digestivos; de dispepsia *catarral*, cuando deriva de un catarro concomitante del órgano en que se manifiesta; de dispepsia *funcional, nerviosa* o *refleja*, cuando no existen lesiones orgánicas que la provoquen directamente sino que está provocada por un trastorno nervioso de un órgano, a veces alejado, que la provoca por acción refleja; puede ser *flatulenta* si produce la formación de gran cantidad de gases; *fermentativa*, si origina fermentaciones anormales, etc.

Sea cual sea su origen, se experimenta una sensible mejoría con la ingestión del siguiente preparado: corteza de limón (10 g) y agua hirviendo (200 ml). El agua hirviendo se vierte sobre la corteza de limón, bien desmenuzada, y se deja reposar tapada durante veinte minutos. Se tomará una taza después de las comidas principales. Puede añadirse el zumo de medio limón.

La tisana de hojas de limón se prepara de la siguiente forma: hojas de limonero (3 g) y agua hirviendo (1 taza). Se toma muy caliente después de las comidas.

Un licor digestivo, muy útil en casos de dispepsia, se obtiene mediante la siguiente preparación: corteza de naranja (150 g); corteza de limón (150 g); alcohol de 60° (1 litro) y miel (400 g). Las cortezas, finamente cortadas, se llevan con el alcohol a un frasco de boca ancha, que se tapa cuidadosamente; se mantiene en maceración durante nueve días y se filtra. Después de añadir la miel, se mezcla cuidadosamente hasta la total disolución. Se embotella y conserva con las precauciones habituales. Se toma una copita detrás de las principales comidas.

Otros procedimientos, como el de la «limonada efervescente», que es una mezcla de zumo de limón y bicarbonato sódico, ya se han expuesto en los capítulos anteriores.

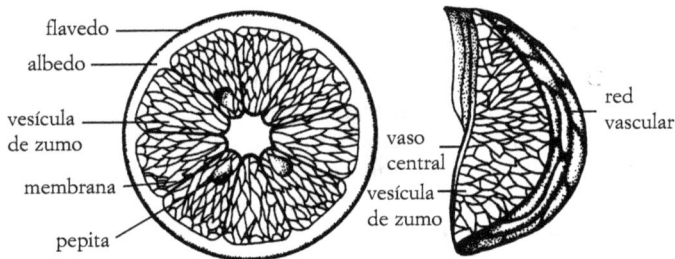

- flavedo
- albedo
- vesícula de zumo
- membrana
- pepita
- vaso central
- vesícula de zumo
- red vascular

Eccema

El eccema es una afección inflamatoria de la piel que puede ser aguda o crónica; puede estar originada por muy diversas causas, ya sean endógenas o exógenas.

El eccema que tiene un origen interno puede deberse a un mal funcionamiento de las glándulas endocrinas o los órganos depuradores.

En el caso del eccema provocado por causas externas, es posible su aparición por la intervención de agentes mecánicos, como roces o rascaduras, o agentes físicos, como el calor, los rayos solares, el agua, el frío, etc. Otras veces es de carácter microbiano o parasitario.

Su característica principal es el enrojecimiento y la descamación de la piel, así como la aparición de vesículas.

Dado el desconocimiento de su etiología —que, como acabamos de ver, puede deberse a muy distintas causas— lo más importante es establecer su origen; cuestión que en muchas ocasiones plantea un difícil problema, incluso al especialista.

La curación de un eccema es con frecuencia temporal y no son raras las apariciones de recidivas (repeticiones de la enfermedad una vez superada la convalecencia). Se obtienen resultados favorables para su remisión con la bebida de limonada al cincuenta por ciento de zumo de limón y otro tanto de agua, endulzada con miel, repetida tres veces diarias: por la mañana en ayunas, a media tarde y antes de acostarse.

Se dice que es muy conveniente tomar en ayunas una taza de café hirviendo a la que se añade el zumo de un limón.

Enfermedades infecciosas

Bajo este nombre genérico se engloban todas las enfermedades producidas por el ataque de microorganismos (bacterias, virus, etc.). Naturalmente, la gama es amplísima y cada tipo requiere su tratamiento específico.

No obstante, el limón tiene un papel muy importante tanto en la prevención como en el tratamiento de las mismas.

Este papel se atribuyó, durante muchos años, a la presencia de la vitamina C; hoy se conoce su inutilidad en este campo (su actividad se limita a la prevención y curación del escorbuto); pero también es preciso tener en cuenta que toda enfermedad febril, acompañada de la inapetencia del enfermo, de cierta negligencia por parte de los encargados de su alimentación y de una rigurosa dieta hídrica que, afortunadamente, ha pasado a la historia, puede provocar un estado preescorbútico que es preciso evitar.

En estos casos es de gran utilidad la preparación siguiente: zumo fresco de limón (150 ml), germen de trigo (1 cucharadita) y miel (2 cucharaditas). Se administra en una sola dosis o fraccionada de acuerdo con los deseos del paciente.

Otra receta, sumamente revitalizadora y fácil de ingerir, se prepara cortando en pedacitos una manzana y un melocotón y añadiendo un vasito de yogur, el zumo de un limón y una cucharada de miel.

Enfriamientos

¿Qué podemos añadir a lo expuesto en páginas anteriores? Hagamos lo que hagamos, el proceso del enfriamiento seguirá su curso con su séquito de toses, secreciones nasales, estornudos, dolores de cabeza, etc., hasta que finalice su ciclo y se aleje por propia voluntad.

De todas formas, y dado que conviene sudar, una taza de agua hirviendo con el zumo de un limón y una cucharada de miel resultará sumamente beneficiosa.

Algunos autores aconsejan los vahos con un litro de agua donde se han vertido diez gotas de esencia de limón. Se recomienda realizarlos durante diez minutos varias veces al día.

Epistaxis

La epistaxis es el nombre médico que reciben las hemorragias por una o ambas fosas nasales, provocadas por la
rotura de los capilares de la mucosa. Puede ser espontá-
nea o producida por un acceso de tos, fiebre elevada en
las enfermedades infecciosas o exceso de calor.

Suele ser más frecuente en los niños y los adolescentes, pero puede aparecer a cualquier edad.

El limón está muy indicado, aplicado en una torunda
(bola de algodón) sobre la fosa o las fosas sangrantes, por
su poder antiséptico y cicatrizante.

Si la repetición de la epistaxis resultara excesivamente
frecuente, se aconseja beber la mezcla del zumo de un limón y el de una naranja dos veces al día.

Eritema

Eritema es un término general que comprende una serie
de afecciones cutáneas cuya característica común es un
enrojecimiento de la piel, más o menos extenso, producti-
do por la congestión de los capilares, y que desaparece
momentáneamente bajo el efecto de la presión.

Comprende numerosas dermatosis; unas son leves,
como el *eritema solar,* debido a la acción de los rayos solares al que son especialmente sensibles las personas no
habituadas a sus efectos; o el eritema *simple*, debido a
una acción irritante cualquiera.

Otros tipos de eritema son francamente graves, como
el *eritema nudoso*, de naturaleza tuberculosa, que acaba
provocando la formación de úlceras profundas, o el *eritema endémico*, también llamado pelagra, fruto de una ali-

mentación carente de vitamina o factor PP, del que nos ocuparemos más adelante.

El zumo de limón puro, friccionado sobre la piel antes de la exposición a los ardientes rayos solares, parece ser un magnífico preventivo en la aparición del eritema, y un paliativo de sus agudas molestias diluido en agua fría, humedeciendo con delicadeza la piel de la parte afectada.

Por vía oral se aconseja la siguiente preparación: limón (1 unidad), agua (250 ml) y miel (2 cucharaditas). Esta fórmula difiere de todas las anteriormente vistas, pues no se trata de una infusión sino de un «cocimiento». El limón entero se corta en pedacitos y se lleva a ebullición durante diez minutos en el agua. Se deja enfriar ligeramente (conviene ingerirlo caliente) endulzado con la miel. Se repite dos veces a lo largo del día.

Escorbuto

Resulta curioso que los actuales textos naturistas, que exaltan a ultranza los cítricos, parezcan haber olvidado que estos son los productos antiescorbúticos por excelencia.

Cierto es que, en la actualidad y en nuestras tierras, esta enfermedad resulta prácticamente desconocida, y es muy posible que un elevado número de médicos en ejercicio no se hayan encontrado con un solo caso en toda su vida profesional.

Tampoco se hace especial referencia al escorbuto en textos muy antiguos; no mencionan la enfermedad los viejos médicos-botánicos que legaron su nombre a la historia del arte de curar. Es posible que, mientras el hombre se nutrió de los frutos que la tierra ponía a su disposición —muchos de ellos no pertenecientes a los cítricos, pero sí ricos en vitamina C—, esta enfermedad fuera una completa desconocida.

Es una creencia generalizada que su reconocimiento como entidad patológica se produjo en el siglo XV, la época de las interminables navegaciones en los lentos veleros, y aunque su etiología fuera muy discutida, se pudo comprobar que se evitaba o se curaba con la ingestión de abundantes hortalizas y frutas frescas, entre las que ocupan un lugar destacado los limones.

Sin duda debieron sufrir especiales ataques los marineros holandeses, ya que el nombre de escorbuto, a través del francés *scorbutte* se deriva del neerlandés antiguo *schorbut*. No obstante, unos autores franceses, Jacques de Vitry y Joinville, aunque no lo mencionan con un nombre determinado, lo hacen fácilmente identificable por la sintomatología expuesta, al dar noticia de dos graves epidemias que diezmaron las armadas galas ante el puerto de Daimette en 1218 y unos años después afectaron a la tripulación de las naves de Luis XIV ante el puerto de El Cairo (1240), cuando tomaban parte en las Cruzadas.

No vamos a indicar su tratamiento, ya que resulta totalmente innecesario. Tan sólo se presenta algún caso —por desgracia, no totalmente esporádico— de escorbuto infantil, en niños sometidos a lactancia artificial; estos casos se resuelven rápidamente con la correspondiente aportación vitamínica.

Sin embargo, puesto que estamos tratando el tema de los cítricos y, especialmente, del limón, no podíamos dejar de mencionar esa enfermedad, que constituye el pedestal sobre el que se ha asentado sólida y firmemente su gloria.

Estomatitis

Es una inflamación de la membrana mucosa que recubre la cavidad bucal. También se trata de un nombre generalizado que se aplica a un grupo de patologías que comprende un elevado número de causas originarias, ya que puede ser de origen químico (arsenical, mercuriosa), micótico o bacteriano, escorbútico, etc.

La terapia, lógicamente, debe estar basada en su etiología y, en consecuencia, puede ser variadísima.

En cualquier caso, resulta beneficiosa la ingestión de manzanas ralladas aderezadas con zumo de limón.

También resulta muy conveniente preparar la siguiente receta: zumo de limón (100 ml), agua fría (100 ml) y miel (1 cucharadita). Se emplea bajo la forma de colutorios (enjuagues) que se han de mantener en la boca cierto tiempo (unos dos o tres minutos) antes de escupirlos; los colutorios se repiten dos o tres veces al día, especialmente después de la ingestión de alimentos.

Estreñimiento

Se considera estreñimiento la retención de las materias fecales, con evacuación difícil y poco frecuente, debida a diversas causas que no tienen que ver con la presencia de un obstáculo mecánico.

Es un trastorno frecuentísimo que, aun sin exagerar los peligros que puede representar, se debe procurar corregir, y no precisamente con laxantes, purgantes ni enemas, sino modificando el régimen alimenticio, empleando alimentos que dejen abundantes residuos, especialmente vegetales. En la actualidad, empieza a ser de conocimiento general el efecto beneficioso de la ingestión de alimentos con mucha fibra.

Los cítricos nos ofrecen algunos remedios bastante eficaces. Empezaremos hablando de la naranja y de su forma de actuar en esta anomalía; es posible que, si no somos naturistas militantes, las dosis que se exponen a continuación nos parezcan excesivas.

Se recomienda iniciar el tratamiento con la ingestión de un kilo de naranjas al día, para pasar rápidamente a los cuatro o cinco kilos. Se nos concede tomar una parte en zumo y otra parte en estado natural y debe constituir la única comida; es decir, debe servir como desayuno, comida y cena.

Otros autores se inclinan por la ingestión de la corteza. La forma de preparación es la siguiente:

Se introduce en agua fría una abundante cantidad de corteza y se lleva a ebullición, manteniéndola durante media hora; se tira el agua de cocción y se vuelve a hervir durante otra media hora en agua azucarada al dos por ciento. Se escurre y se deja secar sobre un papel de filtro o un paño. Cuando se haya secado, puede comerse por la mañana en ayunas o tres horas después de la cena.

Las preparaciones del limón pueden ser las siguientes:

Se corta muy fina la corteza de un limón, procurando arrastrar un mínimo de la parte blanca subyacente a la corteza coloreada; se corta en pedacitos y se hierve en 250 mililitros de agua (un vaso) durante unos veinte minutos; se tira el líquido, se repite la operación con la misma cantidad de agua a la que se ha añadido una cucharadita de miel. Se secan y administran como en el caso anterior.

Otro sistema consiste en poner en remojo la noche anterior cinco gramos de corteza en un vaso de agua. Por la mañana se filtra, se añade el zumo de limón y se toma en ayunas.

Parece resultar un buen coadyuvante el dar algunos paseos antes de dirigirse al baño.

Estrés

Podríamos llamarlo decaimiento, debilidad o exceso de trabajo físico e intelectual, entre otras muchas posibilidades, pero este vocablo extranjero se encuentra tan perfectamente asimilado a nuestra lengua que en la actualidad nos resulta más expresivo que otro cualquiera que pudiéramos utilizar.

Sus manifestaciones son variadísimas: angustia, tensión, depresión, irritabilidad, etc.

Puede utilizarse una tisana calmante, preparada con media cucharadita de hojas de limonero bien picadas y una cucharadita de flores de espino albar *(Crataegus monogyna)*. Sus flores se consideran un excelente tónico cardiaco, son sedantes y antiespasmódicas.

En opinión de J. Brel se trata de un específico contra todo trastorno neurovegetativo, tan destacado en el estrés.

Se prepara la infusión con una taza de agua hirviendo; se filtra a los diez minutos y se endulza con miel. Deben tomarse tres tazas diarias.

Faringitis

La faringitis es, genéricamente, una inflamación de la faringe. Puede ser aguda o crónica; esta última es frecuente en los fumadores, cantantes, oradores, etc. Por su naturaleza, la faringitis puede corresponder a diversos tipos, por ejemplo, faringitis catarral, flemonosa, herpética, etc.

En cualquier caso, resultan convenientes los gargarismos diarios con zumo de limón puro o diluido al 50% en agua fría, donde se ha disuelto previamente media cucharadita de miel.

Son útiles, asimismo, las pincelaciones hechas con zumo de limón diluido.

Gingivitis

Se trata de una inflamación de la mucosa de las encías que corresponde a una localización determinada en esa zona de la estomatitis.

Como tratamiento específico conviene frotarse diariamente las encías con una torunda de algodón impregnada en zumo de limón puro o diluido.

Para revigorizar las encías, es conveniente frotarlas con una corteza de limón.

Glositis

Como en el caso anterior, se trata de una estomatitis, es decir, de una inflamación de la mucosa bucal, que tiene su localización en la lengua.

Da muy buenos resultados el enjuague bucal, varias veces al día, con una infusión de hojas de limonero (4 o 5 gramos por taza) donde se añade el zumo de medio limón.

Gota

La gota es un estado morboso, agudo o crónico, caracterizado por un exceso de ácido úrico y uratos en el torrente sanguíneo, y por los dolorosos ataques inflamatorios, generalmente nocturnos, que afectan las articulaciones y parecen sentir una especial predilección hacia el dedo gordo del pie.

Esta enfermedad fue, en otros tiempos, una inagotable fuente de inspiración para los caricaturistas, debido a la necesidad de permanecer sentado con la pierna extendida y recubierta por un grueso vendaje.

Con los avances de la dietética, y gracias a las restricciones alimenticias a las que se someten voluntariamente, en aras de la línea, muchos varones —parece ser una enfermedad bastante más frecuente en el sexo masculino—, cada vez se ha ido haciendo menos frecuente.

La enfermedad requiere tratamiento médico y una dieta rigurosa que indica el facultativo.

El limón puede ser un buen coadyuvante, tomado en la forma que ya se indicó para la artrosis y la arteriosclerosis. Nos estamos refiriendo a la ingestión progresiva de zumo de limón, aunque para la gota la iniciación empieza con medio limón diario, hasta llegar a ocho limones, para volver a descender hasta medio. Pueden tomarse al natural o disueltos en agua y edulcorados. El tratamiento es más suave, pero mucho más prolongado.

Otro procedimiento muy adecuado para el tratamiento de la gota aconseja tomar una mezcla que se prepara añadiendo al zumo fresco de limón 200 mililitros de zumo fresco de uva. Se toma un vaso diario durante veinte días consecutivos.

Gripe

Ya hicimos referencia a ella y a los diversos grados de gravedad con que suele presentarse cada invierno.

El tratamiento sintomático puede coadyuvarse, puesto que carece de específico, con los preparados de limón que aquí exponemos.

Limonada caliente: se monda cuidadosamente un limón, se corta la pulpa en pedacitos y se deja durante diez minutos en una taza con agua hirviendo. Se endulza con dos cucharaditas de miel y se toman dos limonadas diarias.

Vino al limón: se lava cuidadosamente un limón entero, se seca y se corta en pedacitos que se introducen en una botella de vino blanco. Se expone la botella al sol durante nueve días, se filtra y se coloca en otra botella de cierre hermético. Dos vasitos diarios de este vino son muy convenientes para el enfermo de gripe, muchas veces propenso a un decaimiento agudo.

Hematomas

Existen muchas personas a quienes un golpe o una presión, aun siendo leves, les provocan hemorragias capilares o hematomas que se manifiestan en la piel como aparatosos cardenales o moraduras, es decir, manchas de color rojo-azulado que según la intensidad y la extensión tardan días en desaparecer y ser reabsorbidas, palideciendo en tonalidades amarillentas hasta recuperar el aspecto normal.

Aparte de resultar francamente antiestéticos, como toda piel maculada demuestran una fragilidad capilar, tal vez debida a un mal funcionamiento hepático, que mejora notablemente con la ingestión diaria del zumo de un limón rebajado con agua al cincuenta por ciento y endulzado con miel.

Hemicráneas nerviosas

La hemicránea, comúnmente conocida por jaqueca o migraña, es un dolor de cabeza más o menos duradero que no ataca más que a intervalos y solamente, por regla general, a una parte de ella. Se presenta en crisis bruscas, precedidas o no de algún síntoma premonitorio, como torpeza, irritabilidad, trastornos visuales, malestar general, sensación de cansancio.

Es, con frecuencia, una enfermedad de la edad adulta y suele ir remitiendo a partir de los cuarenta años, tanto en frecuencia como en intensidad; parece existir un factor de predisposición en el sexo femenino.

Puede tratarse con dos tipos de tisanas, de hojas o flores: hoja de limonero (3 g) y agua hirviendo (250 ml). Se mantiene la infusión tapada durante unos diez minutos, se filtra y se bebe aún caliente; pueden tomarse tres vasos diarios.

Una tisana calmante, de rápidos efectos, especialmente cuando la jaqueca es de origen nervioso, se prepara: flor de azahar (5 g); agua hirviendo (200 ml); zumo de limón (1 unidad) y miel (1 cucharada). Los mejores resultados se obtienen, naturalmente, con flor de azahar recién cogida, mucho más rica en esencia. Se lleva a un recipiente y se vierte el agua hirviendo. Se filtra, se añade el zumo del limón y se endulza con miel.

También da buenos resultados la colocación sobre la frente de una compresa de gasa impregnada con zumo de limón, donde se ha disuelto sal de cocina.

Hipercolisterinemia

El colesterol es un componente normal de nuestra sangre —así como de la sangre de todos los animales de clase superior— y sus valores normales oscilan entre 150 y 250 miligramos por decilitro, aunque los resultados varían algo de acuerdo con la técnica empleada.

La hipercolesterinemia es un aumento de los citados valores, que favorece que el colesterol se deposite en la pared de los vasos arteriales formando placas, las cuales pueden causar múltiples complicaciones: arteriosclerosis, hipertensión, etc.

El empleo del zumo de limón fresco —tres limones diarios— es aconsejable en estos casos; los efectos se atribuían a la acción de la vitamina C, pero hoy esta teoría está descartada. No obstante, los resultados suelen ser muy satisfactorios. Puede tomarse en cualquier momento del día, puro o disuelto en agua.

Hipertensión

La hipertensión —que puede ser de la sangre ocular, del líquido cefalorraquídeo, etc.— se refiere generalmente a la tensión arterial que ha ascendido por encima de las cifras que se consideran normales. Las cifras generalmente aceptadas son de 160 milímetros el hombre adulto y 150 en la mujer. Esta alteración puede estar provocada por múltiples razones: enfermedades cardiovasculares, renales, pulmonares, etc. Cuando aparece sin razón que la justifique recibe el nombre de *hipertensión esencial*.

El tratamiento con limón es un coadyuvante de la terapéutica médica.

Puede optarse por varios procedimientos: comer los gajos a horas alejadas de las comidas durante veinte días consecutivos (uno al día). No parece comprobada la creencia, muy extendida, de que el limón, con sus ácidos, ataque el esmalte dental y sea productor de caries.

Más efectiva, probablemente, resultará la siguiente cura: se mezcla el zumo del limón con la misma cantidad de agua y dos cucharaditas de zumo de ajo; se toma dos veces al día durante quince días.

Hiperuricemia

Corresponde a una elevación de los valores del ácido úrico en la sangre que, normalmente, sólo debe presentar trazas.

La hiperuricemia constituye uno de los factores principales en la aparición de la gota y, en consecuencia, tiene un tratamiento parecido.

Está muy indicada la mezcla de zumo de limón con igual cantidad de zumo de fresas y zumo de melocotón, un delicioso cóctel de frutas que puede ingerirse varias veces a lo largo del día.

Hipo

Se trata de un movimiento convulsivo, intermitente e involuntario del diafragma y de la glotis, que impide momentáneamente la respiración y origina un sonido agudo. Las causas más comunes son las que provocan una distensión del diafragma: embarazo, comidas copiosas, meteorismo intestinal, etc.

Para combatir el hipo suelen emplearse muchísimos trucos; por ejemplo, el procedimiento de beber pequeños sorbos de agua, aguantando en todo lo posible la respiración; sin embargo, existe un método que produce, sin lugar a dudas, mejores resultados: la ingestión de un terrón de azúcar empapado en zumo de limón, o de un par de cucharadas de zumo no diluido.

Impotencia

No consideramos necesario aclarar que cuando hablamos de impotencia nos referimos a la existencia de un grave déficit o una total incapacidad sexual.

Tras habernos informado ampliamente sobre las propiedades curativas y, sobre todo, revitalizadoras para nuestros maltratados organismos, resulta lógico pensar que el limón constituya no un afrodisíaco, pero sí un fruto muy indicado para mantener la integridad de todas las funciones fisiológicas, una de las cuales —y no precisamente la menos importante— es la actividad sexual.

Inapetencia

La falta de apetito o de deseo de comer puede deberse a múltiples causas.

La terapéutica cítrica aconseja los siguientes preparados: un pellizco de hojas de limonero en infusión con 200 mililitros de agua hirviendo, que se mantiene durante diez minutos tapada; se filtra y se añaden tres gotas de esencia de limón (puede adquirirse en la farmacia) y se endulza ligeramente con miel. Se toma una tacita antes de las principales comidas.

También es conveniente iniciar la comida con una taza de caldo caliente y exento de grasa, al que se ha añadido el zumo de medio limón.

El vino de limón, muy indicado para despertar el apetito, se prepara cortando en pedacitos dos limones enteros bien lavados y secos, que se llevan a un vaso y se recubren con vino blanco. Se tapa y se toma en copitas momentos antes de las comidas.

Indigestión

Como su nombre indica, se trata de un trastorno digestivo que padece el organismo por imposibilidad de digerir los alimentos. Puede estar provocada por una enfermedad, por el régimen alimenticio o por desarreglos en las comidas.

El zumo de un limón no diluido da excelentes resultados. Después de ingerirlo se toma un vaso de agua con una punta de cuchara de bicarbonato sódico.

Insomnio

El insomnio es la dificultad para conciliar el sueño; puede presentarse por sí solo, sin causa aparente, o estar producido por una afección.

En este último caso, las causas más frecuentes son el dolor, la necesidad de eliminar secreciones (especialmente orina), la tos, la disnea; también puede tener motivos psíquicos, como las inquietudes y preocupaciones.

El insomnio es más frecuente en los ancianos y en las personas nerviosas.

Los tratamientos basados en una medicación inductora del sueño, los llamamos hipnóticos, suelen ser de toxicidad elevada.

Sin recurrir a estos remedios heroicos, podemos encontrar un remedio eficaz preparando la siguiente infusión: un pellizco de flor de azahar y un pellizco de hojas de limonero, escaldadas en una taza de agua hirviendo. Esta bebida es de sabor y aroma grato y debe tomarse caliente, unos momentos antes de acostarse.

Meteorismo

Médicamente se considera meteorismo el abultamiento del vientre producido por una acumulación de gases en el tubo digestivo. Carece de importancia en las enfermedades crónicas, pero si se acentúa extremadamente (convirtiéndose en *timpanismo*) en el curso de una enfermedad aguda, puede deberse a un agravamiento del cuadro clínico del enfermo.

En el lenguaje común, solemos llamar también meteorismo a la acumulación de gases en el tubo digestivo, cuya expulsión a través de sus salidas naturales —boca y ano— no presenta dificultad y sólo se ve coartada por razones de conveniencia social. Es frecuente tras la ingestión de ciertos alimentos, especialmente las legumbres secas (judías, garbanzos, etc.) y, aunque médicamente su expulsión resulte sumamente beneficiosa para nuestro organismo, en nuestra sociedad los motivos anteriormente expuestos aconsejan procurar su limitación.

Parece que el exceso de formación de gases se limita con la ingestión por la mañana y por la noche de la siguiente infusión: corteza de limón (5 g) y agua hirviendo (200 ml). Se corta finamente la corteza de limón, se escalda y se mantiene tapada la infusión unos diez minutos; se toma caliente una vez filtrada.

Mialgias

Se trata de dolores musculares producidos por razones diversas: esfuerzos excesivos o demasiado prolongados, posiciones erróneas, etc.

Las mialgias resultan muy frecuentes entre los deportistas, que experimentan un considerable alivio cuando la parte dolorida es masajeada con un paño de lana impregnado en zumo de limón puro, o con una mezcla de glicerina y diez gotas de zumo de limón.

También suele dar buenos resultados la ingestión de una limonada preparada con zumo de limón, agua, abundante azúcar y una punta de cuchara de bicarbonato, tomada inmediatamente después de los momentos finales del esfuerzo y antes de que aparezcan los dolores que solemos llamar «agujetas», pues con frecuencia acusan la molestia de pinchazos a causa de la excesiva producción de ácido láctico que se deposita en la musculatura que ha trabajado de forma inhabitual.

Náuseas

Son la incitación al vómito que puede aparecer por motivos fisiológicos o psíquicos.

De muy antiguo es conocida la propiedad del limón de ser muy eficaz «en los graves hastíos de las preñadas», ya que son numerosas las mujeres que, en estado de gravidez y, especialmente en los primeros meses, las padecen en abundancia acompañadas de vómitos, principalmente matutinos, aunque pueden presentarse en cualquier momento del día.

Cuando el vómito no está justificado por la necesidad de vaciar el estómago de sustancias cuya digestión no admite, parece fácil vencer las náuseas y evitar así el vómito si se mastica medio limón cortado en pedacitos.

Otro procedimiento consiste en beber lentamente una taza del líquido obtenido al escaldar con agua hirviendo un limón cortado en pedacitos.

Neuralgias

Se trata de un dolor persistente a lo largo de un nervio y sus ramificaciones. Su intensidad puede ser muy variable, desde una leve desazón a un dolor intensísimo e insoportable; pueden ser continuas o intermitentes, pero incluso en las primeras se pueden observar exacerbaciones que, en algunos casos, adquieren el carácter de verdaderas crisis.

Además del tratamiento médico, indispensable en la mayoría de los casos, puede resultar un buen paliativo el mismo tratamiento que se ha indicado para las mialgias.

Pueden obtenerse también algunos resultados favorables con la siguiente preparación: corteza de naranja amarga (60 g) y hoja de naranjo amargo (30 g). Se cortan finamente hojas y cortezas, se mezclan bien y se conservan en un frasco bien tapado; con ellas se prepara una infusión con 5 gramos de la mezcla en 250 mililitros de agua hirviendo, que se deja reposar quince minutos y se filtra; pueden tomarse dos vasos al día, preferentemente calientes o tibios.

Obesidad

La obesidad se debe a una sobrecarga de grasa en todas las partes del cuerpo. Sin discriminación alguna se suele acusar de su aparición a una alimentación excesivamente rica en grasas e hidratos de carbono, pero en muchas ocasiones se debe a la influencia de las glándulas endocrinas (hipotiroidismo, hipogonadismo).

En principio, el exceso de grasas se deposita en el mesodermo que rellena los espacios del tejido conjuntivo subcutáneo e intermuscular, así como el peritoneo. Sus inconvenientes son puramente los antiestéticos.

Sin embargo, en estados más avanzados, la grasa invade las vísceras impidiendo su funcionamiento normal y causando trastornos más o menos graves.

Se ha podido observar que en las personas obesas los traumatismos, las intoxicaciones y cualquier clase de infección adquieren una importancia mayor y resultan de más difícil tratamiento que en las personas de corpulencia normal.

Establecida la causa —deficiente funcionamiento de las glándulas endocrinas, vida excesivamente sedentaria, graves abusos en la cantidad y calidad de los alimentos, etc.— y combatiéndola con los remedios oportunos, el limón puede resultar un buen colaborador para la pérdida de ese exceso de grasas que atenta contra la salud y la belleza, de acuerdo con los cánones vigentes.

Se prepara un cocimiento con cuatro limones cortados en pedacitos, se introducen en un recipiente con un litro de agua fría y se llevan a ebullición durante veinte minutos. Se deja enfriar, luego se filtra y se conserva con las precauciones habituales (frasco bien cerrado, lugar fresco y seco y alejado de la luz). Se toma un vasito antes de las comidas.

También se aconseja beber el zumo de una naranja grande y el de un limón, sin endulzar, tres veces al día: por la mañana en ayunas, a media tarde y antes de acostarse.

Otitis

La otitis es una inflamación del órgano del oído; puede ser *externa y circunscrita*, producida por la infección estafilocóccica de las glándulas pilosas y sebáceas, o sea un forúnculo del conducto auditivo, o *externa y difusa*, producida por el bacilo piociánico. Las medias e internas resultan más difíciles de tratar.

En la otitis externa, ya sea de uno u otro tipo, resulta un desinfectante activo y eficaz el zumo de limón. Se vierten unas gotas en el conducto auditivo dos veces al día.

Oxiuros

Los oxiuros son los parásitos intestinales conocidos normalmente como lombrices de color blanco; son delgados, de aspecto filiforme, con unos diez milímetros de longitud. Habitan en la porción terminal del intestino delgado y descienden frecuentemente al recto, donde su abundancia produce picazón. Es una parasitosis más frecuente en la infancia, aunque los adultos no se pueden considerar exentos de ella.

Para combatirla se prepara un cocimiento con un limón cortado en pedacitos, hervido durante un cuarto de hora en 300 mililitros de agua. Se ingiere a cucharadas durante el curso del día.

Picaduras de insectos

Los antiguos fitoterapeutas pusieron gran confianza en el poder antitóxico de los cítricos, especialmente del limón y la cidra, como nos indica el ingenuo y crédulo Laguna, frutos considerados «muy valerosos contra el veneno y contra la punctura de aquellas fieras que arrojan de sí su ponzoña» incluso administrados por vía oral, y «contra la mordedura de la mortal áspid, y soberano remedio contra las puncturas del alacrán», virtudes que añade como coletilla en sus comentarios a Dioscórides.

Aunque no llegamos a tal grado de confianza, no dudamos de la eficacia del zumo de los cítricos como desinfectante e incluso como calmante de los dolores y molestias que provoca el veneno si en él predominan las sustancias alcalinas, que quedan neutralizadas por la acidez de los cítricos.

Cuando se frota con limón la zona afectada se experimenta un inmediato alivio, principalmente en caso de picaduras de avispa, que sólo pueden acarrear trastornos graves en caso de ser muy numerosas o repetidas en poco tiempo, ya que en estos casos puede provocar un *shock* anafiláctico en personas especialmente sensibles.

No se recomienda, en cambio, en las picaduras de abeja, cuyo veneno está constituido por una parte ácida y otra alcalina que son inocuas cuando se encuentran de forma aislada y activas si se hallan mezcladas.

También como preventivo contra la picadura de los mosquitos resulta sumamente eficaz friccionarse el cuerpo con limón, o bien frotar la parte afectada con medio limón cuando ya se ha producido la picadura.

Prurito

Se designa como prurito la picazón cutánea que incita a rascarse, pudiendo llegar a ocasionar heridas si se persiste en ello.

Se encuentra rápido alivio si se frota la parte afectada con una rodajita de limón.

Pulmonía

Médicamente designada como *neumonía*, consiste en la inflamación de uno o ambos pulmones, o de parte de ellos.

La enfermedad que, afortunadamente, en la mayoría de los casos se presenta como monolateral, no afectando más que a uno de estos importantísimos órganos respiratorios, era ya conocida en los tiempos de Hipócrates y fue registrada por otros médicos de la antigua Grecia. Su agente causal es el neumococo descubierto en 1884 por Frenkel, y el cuadro clínico había sido ya descrito con anterioridad y con toda exactitud por Laenner a principios del mismo siglo XIX.

El germen, que suele encontrarse con frecuencia como huésped saprofito en la mucosa rinofaríngea de muchas personas sanas, se hace virulento cuando se encuentra ante una falta de defensas del organismo, es decir, en circunstancias de debilidad, de exposición al frío o a corrientes de aire, de alcoholismo crónico, etc. No parece haber una predisposición correspondiente al sexo, pero sí ha quedado claro que agravan su curso la edad avanzada, el hábito de fumar y, como ya hemos dicho, la embriaguez habitual. No crea inmunidad sino que, por el contrario, parece tener cierta tendencia a atacar nuevamente a las personas que la han padecido con anterioridad.

Se trata de una enfermedad de curso febril elevado que provoca tos dolorosa y seca, respiración superficial y acelerada. Muy típica de esta afección es la expulsión de esputos herrumbrosos. Puede afectar a los bronquios (en tal caso hablaremos de bronconeumonía). El pronóstico era grave con anterioridad a la era de los antibióticos; en la actualidad sólo puede resultar mortal en personas que han desarrollado el virus del sida y, por lo tanto, tienen su sistema inmunológico deprimido.

Ya nos hemos referido a la existencia de una hipotética vitamina C_2 o I a la que se atribuyeron efectos beneficiosos en la curación y prevención de esta enfermedad; los éxitos obtenidos en la inoculación de neumonías experimentales en animales de laboratorio obtenidos por Euler, premio Nobel de Química, abrió las puertas a una euforia que luego resultó prematura.

Se ignora cuál es el componente de los cítricos que pueda desarrollar tal acción.

No vamos a recomendar una terapia cítrica para el tratamiento de las pulmonías, tratamiento que aún no forma parte de la medicina oficial como pretenden los naturistas. Lo que sí nos parece aconsejable es la toma diaria de un par de cucharadas de aceite de oliva, bien batido hasta emulsionarlo con el zumo de un limón.

Reumatismo

El reumatismo es una enfermedad muy extendida que se suele manifestar por inflamaciones dolorosas en las articulaciones o por dolores en las partes musculares y fibrosas del cuerpo. Bajo esta denominación genérica se agrupan una serie de enfermedades de los aparatos articular y muscular que se caracterizan por alteraciones morfológicas y funcionales, objetivas y subjetivas, entre las cuales destacan el dolor, la hinchazón y la incapacidad funcional.

Existen muy variados tipos de reumatismo: agudo, blenorrágico, crónico deformante, crónico progresivo, tuberculoso, etc., que responden a diferentes etiologías y que, en consecuencia, precisan distintos tratamientos.

El reumatismo agudo o ataque reumático se cree que está provocado por una infección procedente de la garganta, de un estreptococo hemolítico que, a través de la corriente sanguínea, se fija en puntos concretos: corazón, articulaciones, tejidos subcutáneos y meninges. Suele atacar con frecuencia a los jóvenes y su pronóstico depende de la gravedad de las lesiones cardiacas.

El reumatismo crónico está caracterizado por manifestaciones articulares, a veces bilaterales o simétricas, y es más frecuente en las mujeres, especialmente hacia el final de la edad adulta.

En el reumatismo agudo, junto a la terapia específica que sólo puede ser establecida por el facultativo, puede resultar un eficaz coadyuvante la cura del limón, tal como se ha indicado para la arteriosclerosis, la artrosis y la gota.

Se toma diariamente el zumo de dos limones rebajado con agua al cincuenta por ciento hasta llegar a treinta limones, para volver a descender a dos limones.

En ciertas ocasiones esta cura se ha mostrado más eficaz que los viejos salicilatos y las jóvenes cortisonas. Y, pese al exorbitado número de cítricos que deben ingerirse según prescribe esta terapéutica, el tratamiento es menos propiciatorio de la aparición de efectos secundarios indeseados.

Sabañones

Los sabañones consisten en la ubicundez, la hinchazón y, en ocasiones, la aparición de ulceraciones de la piel que son causadas por el frío. Su lugar predilecto de localización son las manos, los pies (dedos y talones), las orejas e, incluso, la nariz. Se deben a la acción del frío y son más frecuentes en la infancia, aunque muchas veces persisten hasta la edad adulta e incluso en la vejez adelantada.

Para combatirlos se suelen emplear procedimientos tópicos: baños de agua caliente, fricciones con alcohol alcanforado, algunas pomadas..., pero su curación segura requiere «polvo de mayo», es decir, la bonanza del tiempo y la desaparición de los fríos invernales.

Parece que las fricciones con zumo de limón, aplicadas en cuanto se sospechan los primeros síntomas, dan excelentes resultados.

También se recomienda la aplicación sobre la parte afectada de la pulpa aplastada de unas cuantas fresas mezcladas con zumo de limón.

La receta es muy antigua y sospechamos que pudo ser una consecuencia de la ironía que provocó el «polvo de mayo»; ponerla en práctica actualmente no representa ningún problema, ya que disponemos de esta fruta primaveral durante todo el año, y podemos así comprobar los resultados.

Por otra parte, parece que en la prevención de los sabañones goza de poder efectivo la vitamina A; en consecuencia, será conveniente la ingestión de naranjas dulces, que cuentan con esta vitamina entre sus componentes.

Tos

La tos es una expulsión violenta y ruidosa del aire de los pulmones producida por la irritación de las vías aéreas. Puede ser seca y húmeda, según vaya o no acompañada de esputos; puede deberse a una irritación local, ser la expresión de un estado nervioso o el procedimiento para la expulsión de las flemas. En este último caso, véase el apartado «Bronquitis».

Cuando se deben al primero de los factores (una irritación local), debe prepararse una infusión con un pellizco de hojas de limonero y una taza de agua hirviendo; tras diez minutos de reposo se filtra y se añade una abundante cantidad de miel, ya que esta tiene efectos suavizantes sobre la irritación.

Belleza y cítricos

La preocupación por la estética personal, el deseo de conservar un aspecto juvenil aunque ya se haya entrado en la edad madura y la voluntad de ofrecer un aspecto grato a los ojos del prójimo y, sin ningún género de duda, a los propios, ha dejado de ser un patrimonio del sexo femenino. Desde hace algún tiempo, también los varones han decidido ocuparse con mayor decisión de su apariencia física y han entrado en el consumo de los productos de cosmética y perfumería.

En estas páginas hemos suprimido las mascarillas de belleza capaces de dar suavidad y tersura a unas mejillas que, por motivos obvios, han de dejarse la barba o afeitarse todos los días; nos hemos limitado a los productos o preparaciones puramente higiénicos. En este aspecto, el empleo de los cítricos resulta extraordinariamente beneficioso y útil para ambos sexos.

También es un factor que debe tenerse en cuenta el hecho de que conozcamos su exacta composición; sabemos que es muy difícil que se produzcan reacciones alérgicas.

Por otra parte, los cítricos resultan aconsejables por su economía: su compra es una práctica incapaz de desnivelar presupuestos modestos.

El cabello y el zumo de limón

La calvicie

Dicen los naturistas que el limón previene la calvicie; claro que a su ingestión añaden fricciones con aceite de oliva, ajo, cebolla, que han de permanecer en contacto con el pelo durante toda una larga noche.

En realidad, no están en absoluto aclarados los motivos de esa prematura caída del cabello que se atribuye a diversas razones.

Antes se hablaba del continuo uso del sombrero, pero esta es una razón de escaso peso en la actualidad, puesto que hace bastantes generaciones que el sombrero cayó en desuso y la calvicie continúa apareciendo.

Una posible causa es la superactividad de las hormonas masculinas productoras de andrógenos, razón que nos parece más aceptable que la anterior sólo con pensar que las mujeres calvas son escasas.

Una de las razones que es bastante aceptada actualmente es la herencia genética, proceso fácilmente observable que hizo decir a un destacado y conocido farmacólogo que la única solución capaz de evitar la calvicie era «haberse buscado un padre con mucho pelo».

La ingestión de zumo de limón es aceptable ya que, en cualquier caso, no resultará jamás perjudicial aunque no evite la caída del cabello.

La caspa

Esa antiestética y muy desagradable escamilla, parecida al salvado, que se forma en la raíz de los cabellos, está constituida por laminillas untuosas separadas del estrato cutáneo del cuero cabelludo por descamación.

La caspa se llega a eliminar, de forma bastante efectiva, con un par de fricciones semanales de una mezcla que se prepara de la siguiente forma: sumidad de ortiga (50 g) y agua hirviendo (250 ml). Se deja reposar durante diez minutos y se filtra; se le añade igual cantidad de zumo de limón y se conserva en un frasco tapado.

Las propiedades antieccematosas de la ortiga y sus beneficios en todas las afecciones cutáneas son conocidas desde hace muchos años; en este preparado se suman a ellas las virtudes antisépticas y desengrasantes del zumo de limón. Pero es preciso tener en cuenta que estamos hablando de la ortiga mayor o común y no de la ortiga blanca, que carece de esas propiedades, aunque algunos laboratorios la presentan como el componente de sus champús.

Un cabello brillante

Los cabellos brillantes y sedosos, aparte de su agradable aspecto, son un claro indicio de buena salud y de equilibrio orgánico. Obsérvese la cabellera de un niño desnutrido: el pelo aparece mate, reseco, desprovisto de vida.

No es únicamente el lavado continuo y la higiene perfecta lo que otorga salud y belleza al cabello; por el contrario, este se ve perjudicado por el exceso de humedad y por el empleo demasiado frecuente del secador eléctrico, lo mismo que por el uso de ciertos champús excesivamente alcalinos.

Una excelente forma de lavar el cabello consiste en el empleo de una yema batida —a modo de champú— friccionando bien las raíces y después de los aclarados precisos para su total eliminación efectuar el último enjuague con agua donde se haya disuelto el zumo de dos limones por litro.

Este tratamiento está indicado en cualquier caso y muy especialmente en lugares donde las aguas sean duras, es decir, que tengan un exceso de cal, porque al secarse deja una finísima película que resta brillantez al pelo.

La dentadura

Mucho se ha hablado de los nefastos efectos de los ácidos cítricos sobre la dentadura; pero lo cierto es que jamás hemos oído hablar de ese peligro de descalcificación dental producida por el limón a ningún profesional de la odontología o estomatología.

Los especialistas suelen echarse las manos a la cabeza al hablar de los caramelos, de los azúcares, del hábito de utilizar los dientes para otros usos que no son de su incumbencia.

Pero no se les oye ni una sola palabra en contra del limón o cualquier otro cítrico.

Dientes sanos

Los naturistas hablan de los efectos beneficiosos de frotar la dentadura y las encías con corteza de limón; probablemente tienen la razón de su parte, dado que las virtudes antisépticas de los cítricos superan con creces las posibles acciones descalcificantes.

Una dentadura resplandeciente

Mezcle una cucharada de zumo de limón con una cucharada de bicarbonato sódico y úsela como dentífrico una vez
pasada la efervescencia. Es evidente que la alcalinidad del
bicarbonato sódico neutraliza la acidez del zumo de limón
y desaparece así el peligro hipotético de la descalcificación.

Este es un procedimiento indicado para eliminar el
ennegrecimiento que los alquitranes y la nicotina del ta-
baco provocan en bocas descuidadas.

La halitosis

La halitosis, o mal aliento, frecuente al despertar por las
mañanas incluso en personas sanas, en algunas ocasiones
está provocada por fermentaciones anormales que se
han producido en el tubo digestivo o por el olvido de la-
varse los dientes por la noche y la consiguiente descom-
posición oral de algunos residuos alimenticios.

Desaparece fácilmente preparando una infusión de
hoja de perejil, groseramente triturado —basta una cucharada— en una taza de agua. Se deja reposar diez minutos, se filtra y cuando esté totalmente frío se añade la
misma cantidad de zumo de limón.

Se pueden realizar enjuagues repetidos con este líquido para gozar de un perfumado y grato aliento.

La piel

La piel, ese fino tegumento que recubre nuestro cuerpo
y que, a diferencia del de la inmensa mayoría de los re-

presentantes del mundo animal, se encuentra desprovisto de una capa protectora contra las inclemencias del tiempo, está expuesta a la contaminación ambiental, que no deja de ir en aumento en los grandes núcleos urbanos: el polvo, los gases residuales de la combustión de la gasolina y el gasóleo que mueven millares de vehículos y hacen funcionar las calefacciones en invierno, los humos procedentes de la industria.

Nuestra piel debe sufrir sus deletéreos efectos que destrozan hasta la piedra de los venerables edificios que habían soportado impertérritos el paso del tiempo hasta que llegó la masiva motorización de los ciudadanos.

La ducha o el baño diario con un jabón o gel más o menos antiséptico no basta para eliminar estos residuos que se acumulan en la piel y, especialmente, en las partes más expuestas y siempre descubiertas, rostro y manos, que precisan de una limpieza profunda de los poros para conservar su integridad y su salud.

La cara

A modo de jabón para la limpieza del rostro se puede emplear aceite de almendras dulces con limón. Se deja actuar unos minutos y el resto no absorbido se elimina con agua en la que se ha exprimido el zumo de dos limones por litro. La piel quedará fina y suave.

El zumo de limón, puro o diluido al 50 % con agua, es el más eficaz de los bálsamos para después del afeitado, ya que desinfecta y suaviza la piel, muchas veces irritada por el paso de la maquinilla. Además, en el caso de una ligera herida, el limón evita la casual infección y favorece la cicatrización rápida.

En cuanto al tratamiento antiarrugas, hay una frase que se puso de moda hace ya algún tiempo: «la arruga es bella». Y es cierta, pero sólo hasta cierto punto.

En la cara pueden tener cierto atractivo las arrugas que se obserban en la frente de un pensador, esas verticales del entrecejo que denotan firmeza y voluntad, o incluso las «patas de gallo», que muchas veces son consecuencia de un espíritu alegre, sano y con tendencia a la risa. La arruga da expresividad a muchas caras que, sin ellas, resultan anodinas; pero es inevitable que evidencie el paso de los años.

No propondremos aquí ninguna receta milagrosa, capaz de convertir a un cuarentón en un quinceañero, pero suele dar excelentes resultados, como paliativa, la siguiente receta: aceite de oliva virgen extra (200 ml) y el zumo de un limón. Se prepara una emulsión que se conserva en un frasco bien tapado. Cada noche se extiende sobre el rostro y el cuello una pequeña cantidad, haciendo un ligero masaje, siempre de abajo hacia arriba; se palmea suavemente con la punta de los dedos la frente y las mejillas hasta que resulte totalmente absorbido y se deja actuar toda la noche. Tiene propiedades vitaminizantes, astringentes y emolientes, que favorecen la belleza del cutis.

Las manos

Las manos deben frotarse con medio limón frecuentemente, ya que sus efectos son blanqueadores y suavizantes.

En presencia de grietas o excesiva sequedad, se puede utilizar la misma fórmula anterior; es preferible a la clásica y bien conocida de la mezcla de limón y glicerina, ya que esta última es un cuerpo bastante inerte.

Para las uñas quebradizas se utiliza una mezcla de aceite puro de oliva y limón a partes iguales; las manos se sumergen en la mezcla y se mantienen allí durante unos minutos. Este tratamiento, aplicado dos o tres veces por semana, da excelentes resultados.

El limón como bronceador

Parece que la moda del bronceado tropical va en disminución, aunque mucho dudamos que se deba al temor a las gravísimas complicaciones que pueden derivarse de una excesiva exposición a los rayos solares, como hace ya muchos años está intentando hacer comprender la ciencia médica. No estamos refiriéndonos a los antiestéticos y dolorosos eritemas, que pueden convertirse en llagas que dejen señales más o menos permanentes, ni a los trastornos originados por una insolación, pese a su gran importancia. Aludimos a algo infinitamente más peligroso: a los efectos de las radiaciones del sol se atribuye la aparición de neoplasias dérmicas (cáncer de piel).

Por otra parte, son evidentes los efectos beneficiosos sobre el organismo de la helioterapia, siempre que se proceda a ella en la debida forma.

Iniciar moderadamente la exposición al sol, aumentando progresivamente la exposición y protegiendo la piel desde el inicio con una emulsión preparada con zumo de limón y doble cantidad de aceite puro de oliva. Con ello se logra proteger la piel de la deshidratación; la piel deshidratada tiende a la descamación y a la aparición de arrugas prematuras.

Los agrios en la cocina

Naranja

Los agrios, especialmente la naranja y la mandarina y bastante menos el pomelo, se emplean abundantemente como frutas de postre, en zumos —limonadas y naranjadas— o como condimento. En este último aspecto destacan el limón y la naranja, cuyo empleo está muy difundido en la preparación de tartas y otras golosinas. No es muy extensa la preparación de platos que tengan como base la naranja pero son muchos, muchísimos, los que la emplean como condimento y decoración.

CHULETA DE CERDO A LA NARANJA

4 chuletas de cerdo
3 naranjas
2 cucharadas de azúcar
1 cucharada de vinagre
sal y pimienta

Se mondan dos naranjas procurando separar finamente la piel coloreada, que se corta en juliana, y se hierven en escasa agua durante tres minutos; se escurren y reservan.

En un recipiente adecuado se funden dos cucharadas soperas de azúcar hasta punto de caramelo y, muy lentamente, se añade el vinagre y el zumo de las dos naranjas que anteriormente habíamos pelado; se echan las cortezas de naranja y se deja cocer, muy lentamente, a cazuela pelada, hasta que la piel de naranja esté blanda.

Entre tanto, se secan las chuletas con un paño y se asan a la plancha (con unas gotas de aceite o en su propia grasa); cuando se hayan dorado por ambas caras se llevan a la cazuela donde se ha hecho la anterior preparación, se mezcla bien, se tapa y, a fuego lento, se sigue la cocción de cinco a diez minutos; el tiempo depende del grosor de las chuletas.

Se disponen en una fuente previamente calentada y se sirven rodeadas de rodajas de naranja que habíamos reservado.

CÓCTEL DE GAMBAS

4 o 5 gambas de tamaño mediano por persona
1 lechuga
mahonesa
1 copa de brandy
zumo de 1 o 2 naranjas
1 cucharada de ketchup
sal y pimienta

Se hierven las gambas durante tres minutos exactamente, a partir del momento en que se haya iniciado la ebullición, agua donde previamente habremos hervido una cebolla, una zanahoria y una hoja de laurel, hasta que hayan quedado las verduras muy blandas.

Si la disponibilidad del tiempo lo permite, se dejarán enfriar en la propia agua para que se impregnen del sabor; en caso contrario, se sacarán para que se enfríen fuera del líquido.

Deben pelarse, reservando las cuatro más bonitas que, junto a cuatro hojas de lechuga, servirán para la decoración final. Las restantes se cortarán en dos, tres o cuatro trozos, nunca excesivamente pequeños.

En el fondo de las copas adecuadas se distribuye lechuga finamente cortada en juliana; sobre este lecho se colocan las gambas.

En la batidora eléctrica se mezcla una cantidad prudencial de mahonesa espesa con el zumo de las naranjas, una copa de brandy, una cucharada de ketchup y se salpimienta a gusto. Se vierte esta salsa en las copas y se adorna con las gambas y la lechuga reservadas a este efecto.

Debe servirse lo más frío posible, pues en la temperatura estriba uno de los mayores atractivos de esta preparación.

ENSALADA CHINA

lechuga
col blanca
apio tierno
aceitunas verdes deshuesadas
jamón de York
queso gruyère
mahonesa
aceite
ketchup
sal y pimienta
zumo de 1 o 2 naranjas

A todos los ingredientes anteriores se les puede añadir carne de ternera o de pollo hervida o asada.

Se corta muy finamente, tipo juliana, la lechuga y se añade la misma cantidad, cortada de la misma forma, de col blanca, de la que sólo se emplearán las hojas centrales, suprimiendo la costilla; de igual tamaño se cortan los blancos tallos de apio, las lonjas de queso gruyère y de jamón y las carnes.

Después de mezclar bien todos los ingredientes en una ensaladera, se prepara la salsa.

Puede emplearse la batidora eléctrica. A una cantidad de mahonesa, muy espesa, se le añade doble volumen de aceite, una cucharada de ketchup y el zumo de las naranjas; se sazona de sal y pimienta blanca recién molida y se bate hasta lograr una mezcla homogénea.

ENSALADA DE NARANJAS A LA VINAGRETA

4 naranjas
aceite
vinagre
aceitunas verdes
cebolleta tierna
perejil
perifollo
sal y pimienta
mostaza (opcional)

Se pelan y cortan las naranjas como en la receta anterior y se llevan a una bandeja.

Se prepara la vinagreta mezclando en un tazón: 6 cucharadas de aceite de oliva virgen, 5 cucharadas de vinagre de la mejor calidad, 1 cucharada de perejil picado, 1 de cebolleta y 1 de perifollo, igualmente picados; se sazona de sal y pimienta y, si se desea, se añade un poco de mostaza. Después de añadir las aceitunas verdes desmenuzadas se vierte la salsa sobre las naranjas. Debe transcurrir como mínimo un cuarto de hora antes de sacar la ensalada a la mesa, para que la fruta se impregne bien del sabor de la vinagreta.

Puede mantenerse en el frigorífico o a temperatura ambiente, si esta no es demasiado calurosa.

ESCALOPES A LA NARANJA

500 g de carne de ternera lechal
harina
1 huevo
1 naranja
sal y pimienta
manteca de cerdo para freír

Se corta o hace cortar la carne de ternera lechal (la parte elegida es la llamada «nuez») en finos filetes, que se aplastan con la paleta ligeramente humedecida procurando darles bonita forma. Se pasan por la harina tras salpimentarlos ligeramente y por el huevo batido, y se fríen en la manteca a fuego muy vivo. Se sirven muy calientes, en bandeja recubierta con una servilleta y colocando sobre cada escalope una rodaja de naranja agridulce.

LOMO RELLENO A LA NARANJA

500 g de lomo de cerdo
2 o 3 naranjas
jamón de York
queso fundente
huevos
pan rallado
sal
aceite o mantequilla

Se trata de una variante, ciertamente muy sabrosa y original, del conocido *Cordon Bleu*. Se aplanan los filetes y sobre la mitad de ellos, que habrán de ser número par, se dispone una lonja de queso, una lonja de jamón de York y un gajo de naranja cuidadosamente pelado y sin semilla. Se tapa con la otra mitad de los cortes, se aplanan ligeramente, se pasan por el huevo batido y pan rallado y se fríen en el aceite o mantequilla. Pueden comerse fríos o calientes, pues en ambas formas resultan una verdadera delicia. Se sirven en bandeja, rodeados de medias rodajas de naranja.

MACEDONIA DE NARANJAS Y FRESAS

4 o 6 naranjas
nata montada
fresas
zumo de naranja o mandarina

Mondadas las naranjas se cortan en pedacitos, se añaden unas cuantas fresas y se vierte sobre la mezcla zumo de naranja o mandarina. Sobre la fruta se dispone —si se desea un efecto más atractivo, emplearemos la manga de boquilla rizada— una cantidad no excesiva de nata montada.

MACEDONIA DE NARANJAS Y FRUTAS SECAS

4 o 6 naranjas
1 bote de melocotón en conserva
higos secos
dátiles
miel

Se mondan las naranjas y, después de cortarlas en finas rodajas, se disponen en una ensaladera o bandeja. Sobre ellas se esparcen tajaditas de melocotón, higos secos cortados y dátiles a los que se les habrá eliminado el hueso. Se rocían con miel y después de unos minutos puede servirse.

NARANJA EN ENSALADA

4 naranjas
aceite
zumo de limón
sal y pimienta

Se pelan cuidadosamente las naranjas, suprimiendo la parte blanca, algodonosa, que se encuentra bajo la corteza coloreada —generalmente amarga— y se cortan en rodajas finas.

Deben disponerse en una bandeja amplia para que no resulten excesivamente superpuestas. Se condimentan con aceite fino de oliva, zumo de limón y sal. Puede añadirse un poco de pimienta blanca recién molida y espolvorearlas ligeramente con orégano, aunque esto, tal vez, no se ajuste a lo estrictamente tradicional.

Esta ensalada de naranjas acostumbraba a acompañar, con sardinas asadas a la plancha, con aceite, ajo y perejil, las típicas migas que constituían la comida del Jueves Santo en la época en que se guardaba una rigurosa abstinencia.

NARANJAS RELLENAS

4 naranjas
200 g de carne de ternera
200 g de carne magra
1 huevo
pan rallado
ajo
perejil
maicena
queso rallado
aceite
sal y pimienta

Se eligen naranjas lo más perfectas e iguales que sea posible; con un cuchillo afilado se corta el casquete de la parte superior, que se reserva, y cuidadosamente se extrae toda la pulpa; limpia de las posibles semillas se pasa por la batidora eléctrica, reservándola igualmente para la preparación de la salsa.

Se pican las carnes, absolutamente limpias de grasa y nervios, y se mezclan con el huevo, el pan rallado, el ajo y el perejil finamente picados; se salpimienta, hasta lograr una masa homogénea. En resumen, tal como se prepararía para confeccionar unas albóndigas, puesto que no es otra cosa la que vamos a hacer con ella; la única variación es que su tamaño será, aproximadamente, el de una avellana un poco grande. Se pasan por harina y se fríen en aceite muy caliente; se dejan escurrir y se llevan a la cáscara vaciada de las naranjas, que han de quedar, aun sin apretarlas, completamente llenas.

La finísima pulpa de la naranja que habíamos reservado se lleva a una cazuela, se añade una punta de maicena disuelta previamente en algo de agua o caldo frío y en cuanto haya espesado ligeramente —cuidado con la presencia del menor grumo— se vierte sobre las naranjas rellenas, que habremos colocado en una fuente de horno algo honda; se espolvorea con queso rallado y se hornean sin que se doren; basta que el queso haya fundido.

Se disponen en una bonita bandeja, se tapan con la parte que habíamos cortado, recuperando así la forma del fruto, y se sirven inmediatamente.

Si se puede disponer de unas hojas de naranjo —o de cualquier otro cítrico, pues todas son muy bonitas y parecidas—, adornaremos con ellas la bandeja.

Suelen acompañarse de flanes individuales de patata, arroz o guisantes, sobre los que se ha vertido algo de salsa de naranja.

NARANJAS Y PLÁTANOS

4 o 6 naranjas
2 plátanos
2 manzanas
algunas ciruelas secas
1 vasito de mosto

Después de mondar las naranjas y cortarlas en rodajas, se mezclan con los dos plátanos también cortados en rodajas, trocitos de manzana bien pelada y limpia de corazón y ciruelas pasas, a las que se les habrá suprimido el hueso y se habrán cortado en pedacitos. Se condimenta con el mosto.

PATO A LA NARANJA

1 pato joven y muy tierno
200 g de champiñones, a ser posible frescos
100 g de manteca de cerdo
50 g de manteca de vaca
3 higadillos de gallina
10 escalonias o cebolleta muy tierna
15 g de harina
2 zanahorias
3 naranjas
laurel
tomillo
sal y pimienta
2 copas de Cointreau
1 vaso grande de buen vino tinto

Se sazona el pato con sal y se lleva a una cacerola de regular tamaño con la manteca, las escalonias picadas y las zanahorias cortadas en finísimas rodajas.

Se hornea a fuego moderado hasta lograr un bonito dorado en toda la superficie. Después de espolvorear con la harina, se añade el vino, el Cointreau, los higadillos y algo de agua (mejor si se dispone de caldo de ave); se salpimienta y se deja cocer a fuego lento hasta que la carne se haya ablandado lo suficiente.

Cinco minutos antes de que la cocción haya terminado —el tiempo depende del tamaño y de la juventud del pato— se le añade el zumo de una naranja.

Se machacan los hígados en un mortero y se pasan por un tamiz fino, al igual que la salsa que hayan desprendido.

Nuevamente en la cacerola, se añaden los champiñones y la corteza de naranja finamente cortada en juliana, que habremos hervido aparte unos tres minutos y escurrido bien.

Se deja proseguir la cocción y se añade la mantequilla. Se aparta del fuego a los cinco minutos y se sirve en una fuente, rodeado de rodajas de naranja.

El origen de este plato —que en los restaurantes aparece bajo el nombre de *Canard a l'orange*— ha sido objeto de muchas discusiones entre eruditos gastrónomos. Sea cual sea su procedencia lo verdaderamente importante es que resulta delicioso.

SUPERMACEDONIA DE NARANJA

4 o 6 naranjas
4 o 6 rodajas de piña
algunas fresas (congeladas)
melocotón en conserva
pasas de Corinto
zumo de mandarina
mosto
mermelada de albaricoque o ciruela
nata montada
cerezas confitadas
dátiles deshuesados

En una fuente amplia se colocan los pedacitos de naranja cuidadosamente mondada, los pedacitos de melocotón (puede añadirse pera), las fresas, algunos dátiles deshuesados, las pasas de Corinto y la piña en rodajas, todo ello bien mezclado y sazonado con el mosto y zumo de mandarina. Se dispone en forma de corona y en el centro se vuelca un bote de mermelada que se recubre con nata montada y dispuesta con la manga de boquilla rizada.

Limón

Para las personas que gusten de los sabores ácidos, el empleo del zumo de limón sustituyendo al vinagre en cualquier tipo de ensalada presenta indiscutibles ventajas, dado que el limón es un fruto saludable y vivo, y no el producto de una fermentación anómala del zumo de la uva, que de vino ha pasado a vinagre por la acción de unas bacterias.

ALMEJAS AL LIMÓN

1 kg de almejas
aceite
ajo
perejil
zumo de limón

Pueden emplearse también otros mariscos (chirlas, berberechos, etc., cuya cotización en el mercado es bastante inferior, aunque no igualen la exquisitez de la almeja).

Ciertamente, la forma más sustanciosa y grata es la de rociar la almeja viva con el zumo de limón, al igual que hacemos con las ostras. Pero la actual contaminación de los mares, cada día más acentuada, aconseja que no las comamos crudas.

Se llevan las almejas, bien lavadas en varias aguas a las que se ha añadido un puñadito de sal, a una cazuela, preferentemente de barro con un par de cucharadas de aceite y abundante ajo picado con perejil y se rocían con el zumo de dos o tres limones. Se tapan y dejan cocer durante dos o tres minutos, después de su apertura. Procure no añadir sal, pues normalmente basta con la que desprende el marisco al abrir sus valvas.

ATÚN FRESCO AL LIMÓN

4 rodajas de atún de unos 150 g cada una
3 o 4 limones
aceite
sal

Limpio y preparado el pescado, se lavan los limones, se secan bien y se cortan en rodajas no excesivamente finas, recubriendo con ellas el fondo de una fuente de horno ligeramente aceitada.

Sobre las rodajas de limón se dispone el pescado, que se recubre con la otra parte de rodajas de limón. Se calienta previamente el horno y cuando esté a una temperatura adecuada se introduce la bandeja durante unos veinte minutos, que bastarán para la cocción.

Se retiran los limones que cubrían el pescado y se sirve en la propia fuente del horno o en una bandeja, rociado con el jugo de la cocción. Se aliña con un chorrito de aceite crudo y sal.

ENSALADA DE CHAMPIÑONES

300 g de champiñones
150 g de queso (a elección)
3 cucharadas de aceite de oliva
zumo de 1 limón
sal y pimienta

Se corta el queso —puede utilizarse el que se prefiera, pero los más convenientes son los semiduros— en finas rebanaditas; se lavan los champiñones y se cortan en finas tajadas lo más rápidamente posible; se rocían con el limón para evitar que ennegrezcan. Se añade a la mezcla de queso y champiñones, bien rociados con el limón, el aceite de oliva; se mezcla de nuevo y se salpimienta.

ENSALADA DE ZANAHORIA

500 g de zanahorias
1 yogur
zumo de 1 limón
algunas hojitas de menta o perejil
sal

Se pelan las zanahorias, que deben ser muy tiernas, separando únicamente la parte más externa con un cuchillo o rascador adecuado; se lavan al chorro de agua fría y se secan cuidadosamente; se pasan a través de un rallador de orificios grandes y se aliñan con la mezcla del yogur con el zumo de limón y las hojitas de menta o perejil bien picadas.

Aparte de su grato sabor, es alimento muy rico en vitaminas (pro-vitamina A y vitaminas B_1, B_2 y C) y por los magníficos elementos digestivos que proporciona el yogur.

FLAN DE LIMÓN

200 g de leche
250 g de crema de leche o nata líquida
200 g de azúcar finamente molido
2 hojas de cola de pescado (gelatina)
zumo y corteza de 2 limones

Se remoja la gelatina en leche tibia hasta que se ablande. Se lleva a una cazuela el resto de la leche con la nata y el azúcar molido y se mueve continuamente hasta que dé inicio la ebullición, proceso que tendrá lugar a fuego muy lento. Se aparta de la llama, se añade la cola de pescado, el zumo de los limones ligeramente entibiado y la corteza rallada muy fina. Se trabaja hasta la obtención de una mezcla homogénea, que se vierte en un molde. En cuanto ha descendido a la temperatura ambiente se lleva al frigorífico; nunca al congelador, no indicado para las gelatinas porque pueden enturbiarse.

HELADO DE LIMÓN

2 huevos
2 limones
6 limones para rellenar
225 g de crema de leche o nata líquida
350 ml de agua
100 g de azúcar

Se baten los huevos con el azúcar hasta la obtención de una pasta líquida y suave; se añade el agua, el zumo de los dos limones y la corteza rallada; se hierve a fuego lento durante unos cuantos minutos sin dejar de remover, se retira y se deja enfriar.

De cada uno de los otros limones se recortará un casquete de la parte superior a uno o dos centímetros del rabillo; con sumo cuidado se vaciará con una cucharilla toda la pulpa, dejando estrictamente la piel (esta pulpa será aprovechable en la preparación de limonadas o granizados de limón); se añade al preparado anterior la crema de leche y se mezcla bien. Se rellenan con ella los limones vaciados, se tapan y se mantienen en el congelador, que haremos funcionar a la máxima potencia.

Se sirven tal como salen del refrigerador.

LENGUADO A LA MOLINERA

4 lenguados de ración
harina
zumo de limón
mantequilla
perejil
sal y pimienta

El lenguado tal vez sea el pescado más frecuentemente utilizado en esta preparación, pero puede usarse cualquier otro pescado susceptible de ser fileteado, sin espinas.

Los filetes se sazonan con sal, pimienta y zumo de limón y se pasan por harina; se fríen en abundante mantequilla y se rocían por encima, mientras se están friendo, con abundante zumo de limón y manteca de vaca hasta que se doren; se espolvorean con perejil picado y se sirven en fuente, rociándolos con su propio jugo. Como decoración pueden colocarse anillitas de filetes de anchoa encima del pescado y bordear la fuente con rodajas de limón, sobre las que se ponen unas cuantas alcaparras.

PASTEL A LA CREMA DE LIMÓN

8 rebanadas de pan inglés
4 huevos
200 g de azúcar
100 g de mantequilla
2 limones

En un recipiente se trabajan los huevos con el azúcar hasta su total disolución, añadiendo la mantequilla que habremos dejado ablandar para poder añadir en pequeñas porciones y el zumo de limón, hasta obtener un producto homogéneo y suave.

Se unta con mantequilla una bandeja de horno y se disponen sobre ella las rebanadas de pan inglés recubiertas con el preparado anterior, y esparciendo por la superficie la corteza rallada de los limones. Se hornean durante una media hora, a fuego moderado, se dejan enfriar y se sirven espolvoreando sobre la superficie almendra tostada y ligeramente picada.

TARTA DE MIEL

200 g de harina
200 g de miel
2 huevos
100 g de mantequilla,
zumo de 2 limones
corteza de 2 limones
1 sobre de levadura

Se baten ligeramente los huevos y se mezclan con la miel; se añade lentamente la harina, procurando que no se forme ningún grumo, y se incorpora la mantequilla, que habremos mantenido a la temperatura ambiente el tiempo suficiente para que se ablande y podamos ir formando bolitas, y el zumo de los dos limones.

Cuando esté todo mezclado, se añaden las cortezas finamente ralladas y se llevan a un molde untado en mantequilla y recubierto de fino pan rallado.

Se mantiene en horno caliente de 30 a 40 minutos hasta acabar la cocción, que se comprueba en la forma habitual.

TARTA AL YOGUR DE LIMÓN

1 yogur de limón
aceite de oliva extravirgen
harina
azúcar
3 huevos
1 sobre de levadura
1 limón

Precisaremos un molde especial, tipo corona o Savarin, provisto de tapa y un adminículo que permite emplearlo sobre la llama de gas y no precisa horno.

En un recipiente algo grande se vacía el yogur de limón, que es el que nos va a servir de medida; se añaden 3 huevos enteros, mezclando cuidadosamente hasta la obtención de un líquido denso y homogéneo; puede hacerse a mano, pero es más cómodo el empleo de la batidora. Sin dejar de remover se añaden dos vasitos de yogur de azúcar y a continuación tres vasos de harina, donde ya se ha mezclado la levadura y el vasito de aceite de oliva; se mezcla la piel rallada de un limón y se continúa batiendo hasta la obtención de una masa esponjosa y fina.

Se unta el molde con mantequilla, se enharina ligeramente, sacudiendo el exceso, y se vierte en él la pasta anteriormente preparada, que no ha de ocupar más de un tercio de la cabida del molde porque crecerá en forma considerable.

Se lleva tapado, a fuego muy bajo. No se abre antes de un cuarto de hora aproximadamente, ya que pueden comprometerse los resultados, y el olfato basta para indicar que el proceso sigue una buena marcha. Durante este tiempo habrá crecido hasta llegar a los bordes. Se comprueba la cocción clavando una fina aguja de hacer media, que debe salir limpia, y se aparta del fuego.

En cuanto se ha enfriado ligeramente ya puede desmoldarse; en ocasiones es preciso pasar por los bordes un cuchillo.

Lo más importante es no pretender acelerar la preparación, ya que una llama elevada puede quemar fácilmente la tarta y echar a perder el material y el trabajo.

TERNERA A LA MANTEQUILLA DE LIMÓN

4 bistecs de ternera
50 g de mantequilla
1 cucharada de perejil
zumo de 1 limón
sal y pimienta

Se dejará que la mantequilla se ablande a temperatura ambiente y dentro de un tazón se trabajará con una espátula o cuchara de madera hasta que adquiera consistencia cremosa.

Lentamente, en pequeñas porciones, se va añadiendo el zumo del limón, que debe ser totalmente absorbido, lo que se logra no interrumpiendo la tarea de trabajar la mantequilla. Cuando se ha incorporado la totalidad del limón, se añade el perejil bien picado y se salpimienta.

Los bistecs pueden asarse a la plancha o a la parrilla y, apenas apartados del fuego, se recubren con la mantequilla preparada.

CÓCTELES A BASE DE CÍTRICOS

Los cincuenta principales

En la preparación de los cócteles, con alcohol o sin él, los cítricos desempeñan un papel tan importante que sería mucho más sencillo y breve establecer la lista de los cócteles que no los incluyen en su receta. Esto nos ha obligado a una cuidadosa selección y hemos limitado el recetario a los que tienen prestigio internacional y la cantidad suficiente de cítrico para manifestar claramente su intervención en la mezcla.

Empezaremos con las recetas de unos cuantos, seleccionados entre el grupo llamado «Los cincuenta principales», considerados como obra maestra del buen gusto y de la profesionalidad de los bármanes del mundo. Esta selección se estableció en 1949 cuando, disipada la pesadilla de la Segunda Guerra Mundial que sumió en la ruina buena parte de Europa, se volvió a despertar el ansia y el goce de vivir.

BACARDÍ

2/3 de ron Bacardí
1/3 de zumo de limón
1 gota de granadina

Se agitarán los componentes en la coctelera con cubitos de hielo. Se sirve en copas de cóctel o cava. Puede ofrecerse como aperitivo.

BRONX

1/3 de ginebra
1/3 de zumo de naranja
1/6 de vermut seco
1/6 de vermut rojo

En la coctelera con un poco de hielo, se agitan todos los componentes durante unos segundos. Se sirve en copas de cóctel o de cava. Indicado como aperitivo.

CLOVER CLUB

2/3 de ginebra
1/3 de granadina
zumo de 1 limón
1 clara de huevo

Se mezclan todos los ingredientes en la coctelera con cubitos de hielo. Se sirve en copas dobles de cóctel o en copas de vino. Está más indicado como postre.

DAIQUIRI

3/4 de ron blanco
1/4 de limón
3 gotas de jarabe de azúcar

Se agitan en la coctelera todos los ingredientes con cubitos de hielo. Se sirve en copas altas. También puede alargarse con agua mineral, natural o con gas, y tomarlo como refresco.

DIKI-DIKI

2/3 de calvados
1/6 de punch sueco
1/6 de zumo de pomelo

Se vierten todos los ingredientes en la coctelera, con abundante hielo; después de agitar durante unos minutos, se sirve en copas de cóctel bien heladas. Se considera digestivo.

EAST INDIA

3/4 de brandy
1/8 de curaçao
1/8 de zumo de naranja

Se agitan todos los ingredientes en la coctelera con cubitos de hielo. Se sirve en copas dobles de cóctel con una cereza al marrasquino. Es un buen relajante.

MONKEY GLAND

3/5 de ginebra
2/5 de zumo de naranja
2 gotas de granadina
2 gotas de ajenjo o anís

Se agitan todos los ingredientes en la coctelera con cubitos de hielo, con energía. Se sirve en copas dobles de cóctel, previamente enfriadas. Es bebida refrescante.

NEGRONI

1/3 de vermut rojo
1/3 de bitter Campari
1/3 de ginebra

En un vaso mediano, se vierten los ingredientes y un cubito de hielo, y se agita con una cucharilla de mango largo. Se adorna con media rodaja de naranja.

Hemos indicado la receta de este cóctel aperitivo pese a la escasez de cítrico, porque es uno de los que más tiempo ha mantenido su fama.

ORANGE BLOSSOM

1/2 de ginebra
1/2 de zumo de naranja

Se colocan en la coctelera abundantes cubitos de hielo y, después de añadir los ingredientes, se agita con energía. Se sirve en copas de cóctel previamente enfriadas. Es bebida refrescante.

ORIENTAL

2/4 de whisky canadiense
1/4 de vermut rojo
1/4 de curaçao blanco
2 cucharadas soperas de zumo de limón

Se agitan los ingredientes en la coctelera con poco hielo en cubitos. Se sirve en vaso mediano. Es un relajante apropiado para cualquier momento.

PARADISE

2/4 de ginebra
1/4 de apricot brandy
1/4 de zumo de limón

Se agitan todos los ingredientes en la coctelera con algunos cubitos de hielo durante algunos momentos. Se sirve en copas dobles de cóctel o en copas de vino bien heladas. Puede emplearse como postre o refrescante.

PLANTER'S

1/2 de ron de Jamaica
1/2 de zumo de naranja
5 gotas de limón

Se agita en la coctelera con cubitos de hielo. Se sirve en copitas de cóctel previamente enfriadas.

SIDECAR

2/4 de brandy
1/4 de Cointreau
1/4 de zumo de limón

Se agitan todos los ingredientes en la coctelera, con cubitos de hielo. Se sirve en copas dobles de cóctel o de vino, convenientemente enfriadas. Tiene fama de refrescante y también pertenece a los que durante largos años ha conservado su popularidad.

WHITE LADY

2/4 de ginebra
1/4 de Cointreau
1/4 de zumo de limón

Se agitan enérgicamente en la coctelera todos los ingredientes con cubitos de hielo. Se sirve en copitas de cóctel. Es un aperitivo.

Cócteles del mundo

E n los campeonatos mundiales realizados entre 1955 y 1984, resultaron vencedores veinticinco cócteles. Son escasos los que contienen cítricos en cantidades estimables; no obstante nos hemos quedado con dos de ellos, cuyas recetas ofrecemos a continuación.

ALELUYA

4/10 de tequila Mariachi Seagram of Mexico
2/10 de marrasquino Bols
2/10 de curaçao blu Bols
2/10 de zumo de limón
unas gotas de clara de huevo
bitter lemon Schweppes

Se agitan los primeros ingredientes en la coctelera con cubitos de hielo. Se sirve en vaso mediano, llenándolo con el bitter lemon Schweppes. Cóctel premiado en 1979.

BLUE MOON

2/5 de ginebra
1/5 de curaçao blu Bols
1/5 de Cointreau
1/5 de zumo de naranja
c.s. de bitter lemon Schweppes

Se agitan los primeros ingredientes en la coctelera con cubitos de hielo, se sirve en vaso mediano y se acaba de llenar con el bitter lemon Schweppes.

Nuevos cócteles

Una nueva revisión, realizada después de 1984, trajo, aparte de algunas innovaciones en el decálogo del barman, la eliminación de recetas ya caídas en desuso y la incorporación de otras nuevas, la incorporación «en décimas» de las proporciones y la admisión de nuevos cócteles no alcohólicos.

Las recetas que veremos a continuación corresponden a las oficialmente aceptadas en esta época.

BACARDÍ

6/10 de ron Bacardí blanco
3/10 de zumo de limón
1/10 de granadina

Se agitan todos los ingredientes en la coctelera con algunos cubitos de hielo y se sirve en copas de cóctel muy frías. Es la actualización de la primitiva receta del mismo nombre, a la que se ha aumentado la cantidad de granadina.

BLUE LAGOON

6/10 de vodka
3/10 de zumo de limón
1/10 de curaçao azul

Se agitan enérgicamente los ingredientes en la coctelera con algunos cubitos de hielo. Se sirve en copitas de cóctel heladas. En el borde de la copa se dispone una espiral de corteza de limón.

BUC'S FIZZ

6/10 de cava brut helado
4/10 de zumo de naranja

Se vierten los ingredientes en copas flauta previamente enfriadas.

CHAMPAGNE PICK ME UP

5/10 de coñac
4/10 de zumo de naranja
1/10 de granadina
cava bien helado

Se agitan los tres primeros ingredientes en la coctelera con cubitos de hielo. Se vierte en las copas flauta, que se acaban de llenar con cava bien helado.

DAIQUIRI

6/10 de ron blanco
3/10 de zumo de limón o lima
1/10 de jarabe de azúcar

Se agitan los ingredientes en la coctelera con cubitos de hielo. Se sirve en copas de cóctel previamente enfriadas. Es la actualización del clásico Daiquiri.

GARIBALDI

7/10 de zumo de naranja
3/10 de bitter Campari

Se vierten directamente en vaso mediano los ingredientes y se decora con media rodaja de naranja.

GOLDEN CREAM

4/10 de Liquore Galliano
3/10 de Cointreau
3/10 de zumo de naranja
1 cucharadita de crema de leche (nata líquida)

Se agitan los ingredientes en la coctelera con cubitos de hielo. Se sirve en copas dobles de cóctel, previamente enfriadas.

HARVEY WALLBENGER

6/10 de zumo de naranja
4/10 de vodka
2 cucharadas soperas de Liquore Galliano

Se vierte el zumo de naranja y el vodka en vaso mediano y se añade uno o dos cubitos de hielo. El licor se vierte cuidadosamente en la superficie.

MARGARITA

6/10 de tequila
3/10 de Cointreau
1/10 de zumo de limón o lima

Se vierten los ingredientes en la coctelera y se agita enérgicamente. Se sirve en copitas de cóctel, muy frías y con el borde espolvoreado con sal (la sal se adhiere humedeciendo el borde con un poco de limón).

PLANTER'S

4/10 de ron blanco
2/10 de zumo de piña
2/10 de zumo de limón
1/10 de marrasquino
1/10 de orange curaçao
2 cucharaditas de ron añejo

Se vierten los ingredientes en vaso mediano, con algunos cubitos de hielo. Se vierte cuidadosamente el ron añejo para que quede en la superficie, y se decora con un pedacito de piña y dos cerezas.

PLANTER'S (VARIANTE)

6/10 de ron añejo
3/10 de zumo de lima o limón
1/10 de granadina
1 gota de angostura bitter

Se vierten los ingredientes en vaso mediano, con algunos cubitos de hielo. Se llena en vaso con soda y se decora con una rodajita de limón.

ROB ROY

8/10 de zumo de naranja
2/10 de vermut clásico
2 gotas de angostura bitter

La mezcla se hace en el vaso mezclador (vaso de vidrio, a veces graduado, usado para las mezclas que no se han de agitar; también puede usarse la parte inferior de la coctelera) y se añaden unos cubitos de hielo.

Se mezcla con la cucharilla de mango largo y se sirve en copitas de cóctel, muy frías, decorado con unas corteza de limón.

SALTY DOG

7/10 de zumo de pomelo
3/10 de vodka

Se vierte el vodka y el zumo de pomelo en las copas balón, añadiendo cubitos de hielo. Puede decorarse el borde con un poco de sal.

SINGAPUR

4/10 de cherry brandy
4/10 de ginebra
2/10 de zumo de limón

Se agitan veloz y enérgicamente en la coctelera los ingredientes, con algunos cubitos de hielo. Se sirve en vaso mediano, acabando de llenar con soda.

TEQUILA SUNRISE

7/10 de zumo de naranja
3/10 de tequila
1 salpicadura de granadina

Se vierten en el vaso mediano los dos primeros ingredientes con algunos cubitos de hielo. Se termina salpicando con la granadina.

WHISKY SOUR

7/10 de bourbon
3/10 de zumo de limón
1 cucharadita de azúcar

Se agitan enérgicamente en la coctelera los ingredientes y se sirve en copitas de cóctel heladas, decoradas con una cereza.

Cócteles
con poco alcohol

Para personas no rigurosamente abstemias, pero que por cualquier razón prefieren la ingestión de pequeñas cantidades de alcohol, los bármanes famosos han ideado unas recetas cuyas características primordiales son la pequeña cantidad de calorías que contienen y lo deliciosamente refrescantes que resultan en las calurosas jornadas veraniegas.

AGRIOS

1/2 vaso de agua tónica
1 naranja
1 limón
1 pomelo
2 mandarinas
5 gotas de ginebra
5 gotas de Grand Marnier

Se bate el zumo de las frutas con medio vaso de agua tónica, se añade la ginebra y el Grand Marnier. Se sirve con algunos cubitos de hielo.

CARLOTTA

3/10 de zumo de piña
3/10 de zumo de pomelo
3/10 de zumo de kiwi
1/10 de ginebra

Se vierten los ingredientes en el vaso mezclador con algunos cubitos de hielo. Se mezcla con la cucharilla antes de servir.

GIULIANI CÓCTEL

3/5 de decocción de flor de manzanilla
1/5 de zumo de limón
1/5 de Amaro Giuliani

Se vierten los ingredientes en el vaso mezclador añadiendo cubitos de hielo, se mezcla y se sirve.

OLIMPO

6/10 de zumo de pomelo
2/10 de agua tónica
1/10 de zumo de limón
1 cucharadita de azúcar
4 gotas de vodka

Se vierten todos los ingredientes en el vaso mezclador y se agita con la cucharilla. Se sirve en vaso mediano decorado con cáscara de limón.

PRIMA E POI

2/3 de zumo de tomate
1/3 de zumo de limón
4 gotas de licor de pera

Se vierten los ingredientes en vaso mediano añadiendo unos cubitos de hielo. Se mezcla bien. Se sazona con pimienta y algo de perejil picado.

SEDUCCIÓN

7/10 de zumo de manzana
0,5/10 de zumo de limón
2,5/10 de zumo de naranja
3-5 gotas de sherry

Se vierten en la coctelera los ingredientes con unos cubitos de hielo. Se sirve en vaso mediano decorado con una cereza fresca.

THE FIRST

1 tallo de apio
1 limón
5 gotas de ginebra

Se corta en pedacitos el tallo de apio y el limón y se pasan por la batidora con medio vaso de agua y cubitos de hielo. Se vierte en un vaso mediano, y se sirve después de añadir unas gotas de ginebra.

VITTORINO CÓCTEL

7/10 de zumo de pomelo
2/10 de zumo de naranja
0,5/10 de vodka
0,5/10 de Grand Marnier

Se vierten los ingredientes en el vaso mezclador y se remueve con abundante cantidad de hielo picado. Se sirve en vaso mediano.

Cócteles sin alcohol

P ara los enemigos declarados del alcohol, las personas cuyo hígado resisten mal la ingestión sin protes-
tar y para los muy jóvenes, también existen cócteles sin
alcohol tan delicados y sabrosos que dos de ellos (Flori-
da y Pussy Foot) figuran entre los campeones mundiales
del arte del barman.

BRUNSWICK COOLER

zumo de 1 limón
1 cucharada de jarabe de azúcar
ginger ale

Se vierten directamente los ingredientes en un vaso mediano, se mezcla y se acaba de llenar con ginger ale.

FLORIDA

5/10 de zumo de naranja
3/10 zumo de limón
2/10 de granadina

Se vierten los ingredientes en la coctelera con algunos cubitos de hielo y se agita. Se sirve en vaso mediano adornado con fruta de la estación.

MONT-BLANC CÓCTEL

zumo de 6 naranjas
2 cucharadas de nata líquida
1 yema de huevo
2 cucharadas de azúcar

Se agitan los ingredientes en la coctelera con cubitos de hielo y se sirve en copas flauta con un montículo de nata montada. Puede coronarse con una cereza o una fresa.

PENTALFA CÓCTEL

zumo de 4 naranjas
1 vaso de mosto
1 yema de huevo

Se agitan bien todos los componentes en una coctelera y se sirve frío, no helado, en un vaso mediano con pajita.

PUSSY FOOT

7/10 de zumo de naranja
3/10 de zumo de limón
1 yema de huevo

Se agitan en la coctelera todos los ingrediente con cubitos de hielo y se sirve en vaso mediano, previamente enfriado. Se completa con unas salpicaduras de granadina.